高等医学院校实验教程

病原生物学实验教程
（第 2 版）

主　　编　马淑霞　沈晓玲　刘伯阳
副主编　周晓茵　王海河
编　　委　（按姓名汉语拼音排序）

蔡连顺（佳木斯大学）　　　　　　宋宝辉（牡丹江医学院）
陈　光（佳木斯大学）　　　　　　王　君（内蒙古医科大学）
李　霞（牡丹江医学院）　　　　　王春敏（佳木斯大学）
刘伯阳（齐齐哈尔医学院）　　　　王海河（哈尔滨医科大学大庆校区）
吕丽艳（齐齐哈尔医学院）　　　　姚淑娟（齐齐哈尔医学院）
马淑霞（佳木斯大学）　　　　　　张　昆（佳木斯大学）
木　兰（内蒙古医科大学）　　　　钟秀丽（哈尔滨医科大学大庆校区）
沈晓玲（内蒙古医科大学）　　　　周晓茵（牡丹江医学院）

北京大学医学出版社

BINGYUANSHENGWUXUE SHIYAN JIAOCHENG

图书在版编目（CIP）数据

病原生物学实验教程/马淑霞，沈晓玲，刘伯阳主编. —2版. —北京：北京大学医学出版社，2015.6（2022.11重印）
ISBN 978-7-5659-1075-3

Ⅰ. ①病… Ⅱ. ①马… ②沈… ③刘… Ⅲ. ①病原微生物-实验-医学院校-教材 Ⅳ. ①R37-33

中国版本图书馆 CIP 数据核字（2015）第 066284 号

病原生物学实验教程（第2版）

主　　编：马淑霞　沈晓玲　刘伯阳
出版发行：北京大学医学出版社
地　　址：（100191）北京市海淀区学院路 38 号 北京大学医学部院内
电　　话：发行部 010-82802230；图书邮购 010-82802495
网　　址：http：//www.pumpress.com.cn
E - mail：booksale@bjmu.edu.cn
印　　刷：北京瑞达方舟印务有限公司
经　　销：新华书店
责任编辑：赵　爽　王孟通　　责任校对：金彤文　　责任印制：李　啸
开　　本：787 mm×1092 mm　1/16　　印张：10.5　　字数：266 千字
版　　次：2015 年 6 月第 2 版　2022 年 11 月第 6 次印刷
书　　号：ISBN 978-7-5659-1075-3
定　　价：20.00 元

版权所有，违者必究
（凡属质量问题请与本社发行部联系退换）

高等医学院校基础课实验教材编委会

主 任 委 员　程伯基
副主任委员　（按姓名汉语拼音排序）
　　　　　　崔光成　关利新　乔远东　魏晓东　毅　和
委　　　员　（按姓名汉语拼音排序）
　　　　　　卜晓波　陈志伟　李艳君　梁　军　林雪松
　　　　　　刘　星　刘伯阳　刘东璞　刘文忠　马淑霞
　　　　　　马小茹　沈晓玲　宋印利　孙宏丽　田国忠
　　　　　　新　燕　云长海　张　涛　张晓莉　张振涛
　　　　　　朱金玲

第 2 版前言

本教材第 1 版于 2010 年出版，并连续 2 次印刷，经多所高等医学院校师生使用反映很好。

本教材已使用 4 年，根据实验技术的发展及使用者的反馈意见，需要对教材进行修订再版。本次改版仍然以第 1 版编写思路为主线，在保证教学质量的前提下，精选必要的经典实验，摒弃一些陈旧的、低层次重复的实验内容，并介绍一些与现代分子医学相关的实验方法。内容分为两篇：第一篇为医学微生物学实验，共 14 章；第二篇为人体寄生虫学实验，共 4 章。本次修订增加了一些实验操作的图片、实验方法，添加了某些培养基的配方，又加上了微生态学的实验内容。

本书可供医学院校本、专科学生使用，亦可供临床医师、医学检验、卫生防疫以及从事医学微生物学与人体寄生虫学专业的教师和研究人员参考。

本教材由 5 所医学院校微生物学、寄生虫学专业有丰富教学经验的教授精诚合作完成，在此，对各位编委及为教材编写做出贡献的老师表示衷心的感谢。

马淑霞

2014 年 11 月 10 日

目　录

实验室规则 ·· 1

第一篇　医学微生物学实验

第一章　细菌形态学检测法 ··· 3
　　实验一　油镜头的使用 ·· 3
　　实验二　细菌形态结构的观察 ··· 5
　　实验三　细菌运动观察 ·· 6
　　实验四　细菌分布 ·· 7

第二章　细菌的人工培养 ··· 10
　　实验一　常用培养基的制备 ·· 10
　　实验二　细菌的培养和细菌生长状态观察 ··· 13

第三章　细菌染色法 ··· 17
　　实验　常用的细菌染色法 ··· 17

第四章　细菌的生化鉴定法 ·· 22
　　实验　常用的细菌生化反应试验 ·· 22

第五章　外界因素对细菌的影响 ·· 28
　　实验一　物理因素对细菌的影响 ·· 28
　　实验二　化学因素对细菌的影响 ·· 33
　　实验三　细菌对药物的敏感性与耐药性试验 ·· 35

第六章　细菌毒力的测定 ··· 39
　　实验　细菌毒素测定 ··· 39

第七章　病原性球菌 ··· 41
　　实验一　脓液中化脓性球菌的分离鉴定 ··· 41
　　实验二　抗链球菌溶血素"O"试验 ·· 46

第八章　肠道杆菌的分离与鉴定 ·· 48
　　实验一　粪便标本中致病性肠道杆菌的分离鉴定 ·· 48
　　实验二　肥达反应 ·· 53

第九章　其他细菌的微生物学检测　56
实验一　厌氧菌的分离培养及微生物学检测　56
实验二　结核分枝杆菌的检查法　62

第十章　其他微生物的检测　66
实验　螺旋体、支原体、衣原体、立克次体的检测　66

第十一章　病毒学实验　71
实验一　病毒的分离培养　71
实验二　病毒的血凝试验与血凝抑制试验　76

第十二章　真菌的微生物学检查　80
实验一　真菌形态结构观察　80
实验二　真菌培养方法　83

第十三章　分子微生物学实验　85
实验一　PCR法检测乙型肝炎病毒　85
实验二　免疫印迹法检测HIV特异抗体　86

第十四章　微生态学实验　89
实验一　肠道正常菌群的检测　89
实验二　上呼吸道及口腔正常菌群的检测　91

第二篇　人体寄生虫学实验

第十五章　蠕虫　93
实验一　华支睾吸虫　96
实验二　布氏姜片吸虫　98
实验三　卫氏并殖吸虫　100
实验四　斯氏狸殖吸虫　102
实验五　日本血吸虫　103
实验六　链状带绦虫　105
实验七　肥胖带绦虫　109
实验八　微小膜壳绦虫　111
实验九　细粒棘球绦虫　112
实验十　曼氏迭宫绦虫　113
实验十一　似蚓蛔线虫　115
实验十二　十二指肠钩口线虫和美洲板口线虫　117
实验十三　蠕形住肠线虫　120
实验十四　毛首鞭形线虫　122
实验十五　马来布鲁线虫、班氏吴策线虫　123

  实验十六 旋毛形线虫 ……………………………………………………………… 125

第十六章 原虫 …………………………………………………………………………… 127
  实验一 溶组织内阿米巴 …………………………………………………………… 128
  实验二 结肠内阿米巴 ……………………………………………………………… 129
  实验三 蓝氏贾第鞭毛虫 …………………………………………………………… 130
  实验四 阴道毛滴虫 ………………………………………………………………… 131
  实验五 杜氏利什曼原虫 …………………………………………………………… 132
  实验六 隐孢子虫 …………………………………………………………………… 133
  实验七 刚地弓形虫 ………………………………………………………………… 134
  实验八 肺孢子菌 …………………………………………………………………… 135
  实验九 疟原虫 ……………………………………………………………………… 135
  实验十 结肠小袋纤毛虫 ……………………………………………………………… 140

第十七章 医学昆虫 ………………………………………………………………………… 142
  实验一 蚊 …………………………………………………………………………… 142
  实验二 蝇 …………………………………………………………………………… 144
  实验三 白蛉 ………………………………………………………………………… 145
  实验四 蚤 …………………………………………………………………………… 146
  实验五 虱子 ………………………………………………………………………… 147
  实验六 蜚蠊（蟑螂）……………………………………………………………… 149
  实验七 臭虫 ………………………………………………………………………… 149
  实验八 蜱 …………………………………………………………………………… 150
  实验九 螨 …………………………………………………………………………… 152

第十八章 常见人体寄生虫感染的实验诊断技术 ………………………………………… 155
  病原检查 ……………………………………………………………………………… 155
  免疫诊断技术 ………………………………………………………………………… 156
  肠道寄生虫病检验技术 ……………………………………………………………… 156

主要参考文献 ……………………………………………………………………………………… 158

实验室规则

病原生物学实验的对象主要是病原微生物、寄生虫。实验人员有被传染的可能性。为了自身安全,要求同学们进入实验室必须严格遵守以下规则:

1. 进入实验室必须穿白大衣,必要时要戴帽子和口罩,按规定座位坐好。实验课开始后,不得随意进出。
2. 除必要的书籍和文具外,其他个人物品一律不准带入实验室。
3. 保持室内安静,严禁在实验室饮食、吸烟。
4. 严格按实验指导要求进行无菌操作,不得擅自移动示教标本和室内仪器设备。
5. 爱护实验设备,节约使用实验材料。实验设备和材料如有损坏,应立即向老师报告。
6. 实验用过的器材,必须放在指定地点或按要求处理,不能乱丢乱放。需培养的物品按要求放入培养箱。酒精灯必须用火柴点燃,不可互相对点。
7. 实验中如发生割破手指、菌液吸入口中、实验材料污染桌面或衣服等情况,应立即报告老师及时处理。
8. 实验完毕,整理实验台。值日生搞好室内卫生,保持室内整齐。离开实验室前,关好门、窗、水、电,用消毒液泡手或肥皂水洗手。

第一篇　医学微生物学实验

第一章　细菌形态学检测法

细菌属于原核细胞型微生物。细菌的结构简单，具有细胞壁，原始核质，以二分裂方式繁殖，对抗生素等药物敏感。细菌体积微小，且无色透明，肉眼无法直接观察，必须借助于显微镜和适当的染色才能观察到。对细菌形态进行观察是认识细菌的第一步。

实验一　油镜头的使用

利用普通光学显微镜的油镜头可以对细菌的大小、形态、排列、结构、动力和染色性等形态特点进行观察。熟练掌握油镜头的使用，是微生物学实验的一项基本技能。

【实验目的】
1. 掌握油镜头的使用方法；
2. 熟悉油镜头的原理；
3. 了解实验注意事项。

【实验原理】
显微镜使用过程中，当光线从载玻片经过空气进入镜头时，由于玻璃的折射率（1.52）和空气的折射率（1.0）相差较大，造成光线分散，进入物镜中的光线太少，视野发暗，物像不清晰。在载玻片上加香柏油后，由于香柏油折射率（1.515）和玻璃折射率（1.52）数值接近，所以大大减少光线散射，增加视野亮度，从而获得清晰物像（图1-1）。

显微镜的结构分为机械部分和光学部分（图1-2）。

1. 机械部分

镜臂：呈圆弧形位于镜筒的后方。

载物台：在镜筒下方，用以安放被检物。

调节手轮：分粗细两种。粗调节手轮可以使载物台大幅度升降，细调节手轮可以进行精确调节。

载物台调节手轮：分为横向调节和纵向调节两种，可使载物台做相应移动。

聚光镜升降调节手轮：可调节聚光镜上下移动。

2. 光学部分

物镜：由几块透镜组成，在镜头下端，接近被检物体，分为低倍镜、高倍镜和油镜。

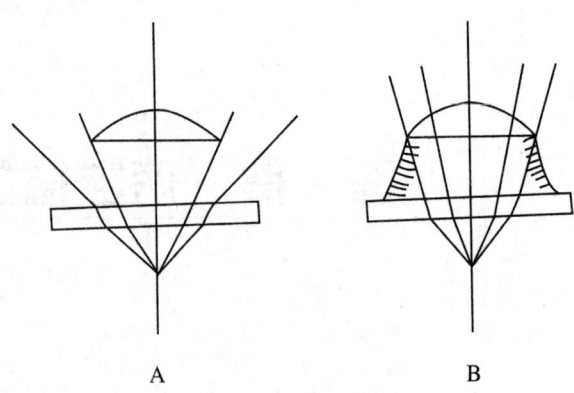

图1-1 油镜头的原理
A. 介质为空气 B. 介质为香柏油

目镜：装在镜筒上端，为眼睛观察的部位。

聚光镜：位于载物台下方，由几块透镜组成，其高度可以上下自由调节，它的位置影响图像的清晰度和光线的强度。

集光镜：电光源发出光线由此穿出。

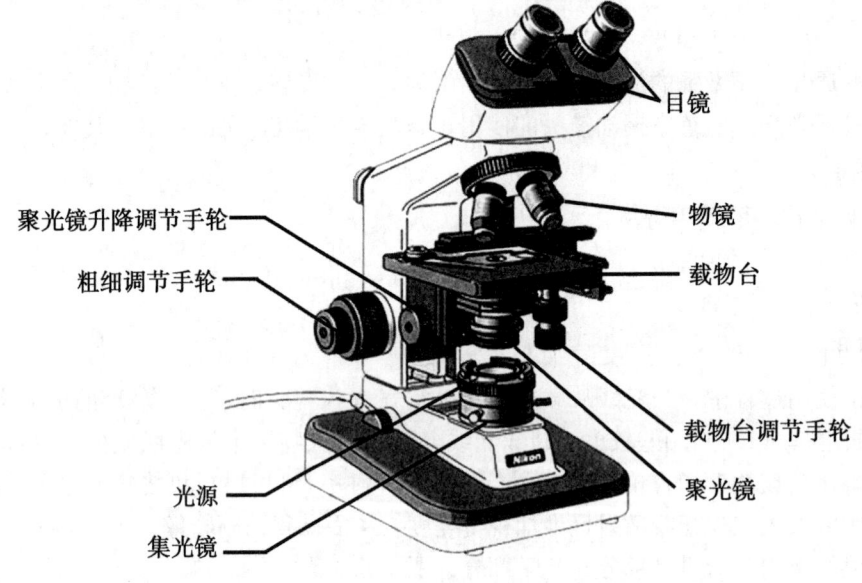

图1-2 显微镜的结构

【仪器和药品】

标本片、香柏油、二甲苯、擦镜纸。

【实验方法】

1. 油镜头的识别：显微镜往往带有几个不同放大倍数的物镜头，其中油镜头具有以下特点：

（1）标有白色线圈；

（2）标有"HI"或"oil"等标志；

（3）标有"100×"字样；
（4）油镜头孔径比其他物镜要小。
2. 油镜头的使用：
（1）将显微镜平放实验台上；
（2）插上电源，打开光源开关；
（3）将聚光镜升到最高位置，光栏调节杆完全打开；
（4）将标本片用玻片夹固定在载物台上，并使标本片染色较深的菌膜位于光线中央；
（5）取香柏油1滴，滴在标本片中央，转动转换器，将油镜头摆正；
（6）用眼睛从侧面看准油镜头，调节粗调节手轮使载物台缓缓上移，使油镜头浸入油滴内，但勿接触玻片，以免损坏镜头和标本片；
（7）然后在目镜下观察，调节粗调节手轮使载物台缓缓下降，至看到模糊物像时，再改用细调节手轮，使物像变清晰，注意下调载物台的过程中不可使油镜头与油滴脱离开；
（8）假如未能看到物像，重复上述（6）、（7）操作，注意要将动作放缓；
（9）用毕后，将载物台下降，用擦镜纸蘸取少许二甲苯沿一个方向擦去镜头上的镜油，随即用干的擦镜纸擦去二甲苯，以防腐蚀透镜；
（10）取下标本片，用擦镜纸擦去镜油，关闭显微镜电源。
3. 显微镜的保护：
（1）显微镜使用完毕后，将物镜转开，并降下载物台；
（2）不用时，将罩子套好，避免受潮和日光直射；
（3）搬动时避免磕碰，不得随意拆卸显微镜部件，同时要防止实验中使用的化学物质（强酸、强碱、乙醚、氯仿等）沾到显微镜上造成腐蚀。

【注意事项】
1. 使用油镜头时，油镜头必须浸泡在油滴里才能观察到物像。
2. 在用目镜观察时，切忌上调载物台，防止压碎标本片，损毁油镜头。

【思考题】
油镜头使用的要点是什么？

（卢 莎 沈晓玲）

实验二 细菌形态结构的观察

细菌基本形态有球形、杆形、螺形三种类型，分别称为球菌、杆菌、螺形菌。除了具有细胞壁、细胞膜、细胞质、核质等基本结构外，某些细菌还具有特殊结构比如芽胞、鞭毛、荚膜，这些结构只有通过特殊染色才能观察到。细菌的菌毛异常纤细短小，在光学显微镜下无法观察，只能通过电镜观察。

【实验目的】
1. 掌握细菌基本结构；
2. 熟悉细菌特殊结构。

【仪器和药品】
油镜头、香柏油、二甲苯、擦镜纸、标本片。

【实验方法】

1. 用油镜头逐一观察标本片。
2. 细菌基本形态标本片注意观察细菌的形态、大小、排列规律及革兰染色性质。
3. 荚膜标本片采用荚膜染色法。观察时尽量找到染色较浅、菌体较少的视野来观察。
4. 鞭毛标本片采用鞭毛染色法。染料在菌体及鞭毛上沉着，使菌体和鞭毛直径增加并着色，利于观察。注意观察鞭毛的分布，是单鞭毛、丛鞭毛，还是周鞭毛，以及鞭毛的形态和长短。尽量选择散在单个杆菌的视野来观察。
5. 芽胞标本片采用芽胞染色法。芽胞的特点是难以着色，而一旦着色后难以脱色，所有的芽胞染色法都是根据这一特点设计的。染色时，选用染色力强的染料并且微微加热，以促进芽胞着色；水洗脱色，芽胞染上的颜色难以渗出，而菌体会脱色，然后用对比度强的染料对菌体复染，使菌体和芽胞呈现不同的颜色，便于观察。选择有单个菌体的视野观察，注意观察芽胞的形态、大小和位置。此外，也可采用简单染色法使菌体着色而芽胞不着色进行观察。
6. 将观察到的结果在报告本上绘图，并加以说明。

【注意事项】

1. 绘图时要真实体现镜下细菌大小，标记细菌名称及放大倍数。
2. 细菌基本形态严格按照革兰染色后的颜色来画，革兰阴性菌为红色，革兰阳性菌为蓝紫色。
3. 体现细菌的自然分布特点，不可随意对细菌进行排列。
4. 特殊结构尽量用单个菌体来体现。

【思考题】

1. 细菌的实际大小和镜下大小分别是多少？
2. 细菌的特殊结构与其致病性有何关系？

（卢　莎　沈晓玲）

实验三　细菌运动观察

少数球菌、半数以上的杆菌、几乎所有的弧菌和螺菌都具有鞭毛。有鞭毛的细菌具有运动性，没有鞭毛的细菌，只能呈现位移不大的颤动。因此能否运动是某些细菌的特征之一，可以帮助鉴别细菌。

检查细菌有无动力的方法有：暗视野显微镜法、悬滴法、压滴法、半固体培养基法等。

【实验目的】

1. 掌握悬滴法观察细菌运动的基本技术；
2. 学会在显微镜下识别细菌的运动性和非运动性。

【实验原理】

悬滴法就是将菌液滴在洁净的盖玻片中央，然后将它倒盖在有凹槽的载玻片中央，即可放置在普通光学显微镜下观察。

【仪器和药品】

1. 菌种：枯草杆菌、葡萄球菌 8～12h 肉汤培养物。
2. 其他：显微镜、香柏油、二甲苯、凡士林、凹玻片、盖玻片、镊子、接种环、擦镜纸。

【实验方法】

1. 取洁净凹玻片一张，在凹槽四周涂少量凡士林。
2. 取一接种环的枯草杆菌或葡萄球菌肉汤培养物放置盖玻片中央，并用记号笔在菌液的边缘做一标记，以便在显微镜观察时，易于寻找菌液的位置。
3. 将凹玻片的凹槽对准盖玻片中央的菌液，并轻轻地盖在盖玻片上，使两者粘在一起，然后翻转凹玻片，使菌液正好悬在凹槽的中央，再用铅笔或火柴棒轻压盖玻片，使玻片四周边缘闭合，以防菌液干涸。
4. 镜检，先用低倍镜找到标记，再稍微移动凹玻片即可找到菌滴的边缘，然后将菌液移到视野中央换高倍镜观察。由于菌液是透明的，镜检时可适当缩小光圈或降低聚光器以增大反差，便于观察。镜检时要仔细辨别是细菌的运动还是分子运动（即布朗运动），前者在视野下可见细菌自一处游动至他处，而后者仅在原处左右摆动。细菌的运动速度依菌种不同而异，应仔细观察。

【实验观察】

有鞭毛的枯草杆菌可有活跃的运动，可作直线、波浪式或翻滚运动，两个细菌之间出现明显的位移（注意与布朗运动或随水流动相区别），无鞭毛的葡萄球菌不移动。

【注意事项】

1. 有鞭毛的细菌在幼龄时具有较强的运动力，衰老的细菌鞭毛易脱落，故观察时宜选用幼龄的菌体。
2. 检查细菌运动的凹玻片和盖玻片都要洁净无油，否则将影响细菌的运动。
3. 若使用油镜头观察时，应在盖玻片上加香柏油一滴。

【思考题】

在悬滴法中，为什么要涂凡士林？为什么加的菌液不能太多？如果发现显微镜视野内大量细菌向一个方向流动，你认为是什么原因造成的？

（卢 莎 沈晓玲）

实验四 细 菌 分 布

细菌分布极广，种类甚多。细菌广泛分布在土壤、空气、水等自然界环境和人类、动物的体表及其与外界相通的腔道中。自然界中，微生物极少单独存在，各种不同的微生物种群与其周围的环境及寄生的宿主共同构成微生态系统。细菌在自然界物质循环上起重要的作用，大多数是对人类有益的，少数对人致病。了解细菌的分布情况，有助于正确理解细菌与人类的关系，充分利用细菌有益的一面，控制其不利的一面。

【实验目的】

1. 掌握验证空气、皮肤、饮用水有大量细菌存在的方法；

2. 树立严格的消毒灭菌及无菌观念；
3. 了解细菌的分布。

一、空气中细菌的检查

【仪器和药品】

普通琼脂平板。

【实验方法】

1. 选择实验室任何地点，打开普通琼脂平皿盖，暴露在空气中 5～10min，任空气中的细菌随尘埃下沉，落在培养基表面。
2. 盖上平皿盖，在皿底注明班级、组别，放 37℃ 培养箱中培养 18～24h，观察结果。

【实验观察】

经培养后的琼脂平板表面有杂菌生长。

二、皮肤细菌的检查

【仪器和药品】

普通营养琼脂培养基、无菌生理盐水、无菌棉拭子。

【实验方法】

1. 每两人合用一个普通琼脂平板，用记号笔将皿底分为四个区，每人两个区，标明 1、2 区，并做好个人标记。
2. 以示指直接轻轻按压培养基 1 区表面（切忌不可用力过大将琼脂压破）。
3. 用无菌棉拭子蘸无菌生理盐水，擦拭额头或鼻尖部皮肤，然后在培养基 2 区均匀涂抹。
4. 翻转培养皿使其底面朝上，放 37℃ 培养箱中培养 18～24h，次日观察结果。

【实验观察】

取出培养后的琼脂平板，观察是否有细菌生长及菌落的形态，手部与面部细菌数量是否有差异。

三、饮用水中细菌的检查

【仪器和药品】

普通营养琼脂培养基、无菌平皿、吸管、自来水。

【实验方法】

1. 用无菌吸管吸取 1ml 自来水，置于空的无菌平皿中。
2. 将已进行高压蒸汽灭菌的普通营养琼脂培养基冷却至 50℃ 左右，倒入盛有自来水的平皿中，将皿底紧贴桌面轻轻摇动，使琼脂与水混匀，静置待凝。
3. 将培养皿翻转倒置，放 37℃ 培养箱中培养 18～24h 后观察结果。

【实验观察】

观察琼脂平板，对菌落进行计数，即为每毫升水样的菌落总数。

【思考题】
1. 了解细菌分布的特点对医疗工作实践有何意义？
2. 我国生活饮用水的卫生标准？

（卢　莎　沈晓玲）

第二章　细菌的人工培养

感染性疾病诊断的关键在于病原菌的分离与鉴定。人工培养法就是为细菌提供必要的环境条件，使其在体外生长繁殖。细菌培养时应选择适宜的培养基，以便提供特定细菌生长所需的必要条件。本实验的目的是掌握细菌在各种培养基上的接种方法，掌握细菌在各种培养基上生长情况的观察和描述方法，了解基础培养基的主要成分和制作方法。

实验一　常用培养基的制备

【实验目的】
1. 掌握常用培养基的配制方法；
2. 熟悉细菌生长繁殖所需条件；
3. 了解培养基的概念、种类和用途。

【实验原理】
培养基是用人工方法将多种微生物生长需要的营养物质配制成的营养基质，主要用于微生物的分离、培养、鉴定和菌种保存等方面。培养基的种类很多，按其用途可分为基础培养基、营养培养基、选择培养基、鉴别培养基、厌氧培养基等，按其物理性质可分为固体培养基、半固体培养基和液体培养基。不同种类的培养基一般都应含有微生物生长需要的碳源、氮源、能源、无机盐、生长因子和水等成分。在配制培养基时常加入指示剂以便观察微生物是否利用和分解培养基中的糖和醇类。此外，为了满足微生物生长繁殖的需要，还要控制培养基的pH值。其制备步骤大致是：按一定配方称量药品、溶解、修正pH值、过滤、分装在一定的容器内、灭菌、检定和保存。

（一）称量药品

根据培养基配方依次准确称取各种药品，放入适当大小的烧杯中。蛋白胨极易吸潮，故称量时要迅速，先在烧杯中加入少量蒸馏水，再加蛋白胨等成分。

（二）溶解

用量筒取一定量（约占总量的1/2）蒸馏水倒入烧杯中，加热，并用玻棒搅拌，以防液体溢出。待各种药品完全溶解后，停止加热，补足水分。

（三）修正pH值

培养基的pH值是细菌生长繁殖的重要条件，不同的培养基所需pH值不同，一般培养基pH值为7.2~7.6。经过高压灭菌后，培养基pH值降低0.1~0.2，所以修正时应高出所需pH值0.1~0.2。测定pH值可用pH试纸或酸度计等。

（四）过滤、分装

培养基各成分经过溶解、修正pH值、加热煮沸后可形成不同程度的沉淀物，可以用滤纸或两层纱布夹一层薄薄的脱脂棉趁热进行过滤。过滤后立即进行分装。分装时注意不要使培养基沾染在管口或瓶口，以免浸湿棉塞，引起污染。培养基分装后用棉塞塞紧，再包上一层防潮纸，用棉绳系好。在包装纸上标明培养基名称，制备组别和姓名、日期等。

（五）灭菌

一般采用高压蒸汽灭菌法，普通培养基为121℃20min，以保证灭菌效果和不损伤培养基的有效成分。

（六）检定和保存

为保证培养基的使用效果，经过灭菌的培养基必须做检定以确定配制的培养基是否合格。

1. 一般性状的检查：检查培养基的颜色、澄清度和pH值是否符合要求。固体培养基还要检查其软硬度是否适宜。

2. 无菌检查：将经过灭菌的培养基置于37℃的环境中过夜，如没有细菌生长视为合格。

为避免培养基理化因素的变化，新配制好的培养基一般置于2～8℃冰箱中备用。为防止培养基失水，可以将培养基置于有盖的容器内保存。

正确掌握培养基的配制方法是进行医学微生物学实验工作的重要基础，尽管由于微生物的种类和代谢类型的多样性，用于培养微生物的培养基的种类很多，但配制方法大致相同。

一、肉汤培养基

【仪器和药品】

1. 营养物：

牛肉膏　0.5g

蛋白胨　1.0g

NaCl　0.5g

蒸馏水　100ml

2. 仪器与用品：10％碳酸钠、1mol/L氢氧化钠、10％醋酸、1mol/L盐酸、0.02％酚红、天平、吸管、pH比色试纸、量筒等。

【实验方法】

1. 将上述材料混合，加热溶解，放凉。

2. 用精密pH试纸试酸碱度，用10％碳酸钠（Na_2CO_3）或1mol/L氢氧化钠（NaOH）矫正pH值为7.2左右。过碱时可用10％醋酸钠或1mol/L盐酸矫正。必要时可用比色箱或酸度计更准确地测定酸碱度。

3. 分装于试管中或三角烧瓶中，121℃20min灭菌，待用。

用途：主要用于增菌和观察细菌在液体培养基中的生长状态（沉淀生长、混浊生长和表面生长）。

二、营养琼脂培养基

【仪器和药品】

1. 营养物：

营养琼脂　4.8g（视制剂说明）

蒸馏水　100ml

2. 仪器与用品：天平、吸管、量筒、玻璃平皿、试管、三角烧瓶、棉塞等。

【实验方法】

将上述材料混合，加热溶解，不用调 pH 值。分装于试管和三角烧瓶中，高压灭菌后将试管倾斜放置，冷却后则成斜面培养基；三角烧瓶中的培养基趁热倒入灭菌平皿中，冷却后即成琼脂平板。

用途：琼脂平板用于分离细菌等。琼脂斜面用于细菌纯培养和菌种保存等。

三、血液琼脂培养基

【仪器和药品】

1. 营养物：

肉汤琼脂　100ml

脱纤维的新鲜羊血或兔血　5～10ml

2. 仪器与用品：天平、吸管、量筒、玻璃平皿、试管、棉塞等。

【实验方法】

将肉汤琼脂加热溶化（或高压灭菌后），待冷却到50℃左右时，无菌操作将羊血或兔血加入后混匀，分别注于无菌平皿或试管中，制成血平板或血斜面。

用途：供培养要求较高的细菌。

四、半固体培养基

【仪器和药品】

1. 营养物：

琼脂　0.5g（视说明）

蒸馏水　100ml

2. 仪器与用品：天平、吸管、量筒、试管、棉塞等。

【实验方法】

将上述材料混合，加热煮沸溶解，分装于小试管中，高压灭菌后，直立，使之凝固成高层。

用途：供测定细菌的动力和保存菌种。

五、蛋白胨水培养基

【仪器和药品】

1. 营养物：

蛋白胨　1.0g

NaCl　0.5g

蒸馏水　100ml

2. 仪器与用品：天平、吸管、量筒、试管、棉塞等。

【实验方法】

1. 将上述营养物按量称取后混合加热溶解。

2. 矫正 pH 值为 7.2～7.6。

3. 分装于小试管中，高压灭菌。

用途：蛋白胨水中不含糖类，常用于糖发酵试验或供作靛基质试验用。

【注意事项】

1. 在配制过程中要注意培养基的酸碱度。
2. 在制作固体和半固体琼脂培养基时要注意琼脂的含量，以免影响培养基的硬度。
3. 分装时最好不要超过容器容积的 1/2，以免灭菌时培养基溢出。

【思考题】

1. 培养基的种类有哪些？各有何用途？
2. 新配制好的培养基如何保管？

（张　昆）

实验二　细菌的培养和细菌生长状态观察

人工培养细菌除需要提供营养物质满足细菌生长繁殖的原料和能量外，还需要提供适宜的环境条件如酸碱度、温度和气体等。根据不同标本和不同的培养目的，可选择不同的培养方法，通常采用细菌的分离培养和纯培养两种方法。将标本或培养物接种在固体培养基表面，由于画线的分离作用，使许多混杂的细菌在固体培养基表面散开称为分离培养。一般经过 18～24h 培养后，单个细菌形成菌落。挑取适宜的一个菌落接种到另一个培养基上，生长出来的细菌为纯种，称为纯培养。人工培养一般采用 35～37℃，18～24h 为宜，但有时需根据菌种及培养目的适当改变培养条件。

一、细菌的培养法

根据培养基的物理性状（液体、固体、半固体）的不同，培养方法也不同。常用的培养方法有：平板培养法、斜面培养法、高层培养法和液体培养法。

【实验目的】

1. 掌握接种环（针）的使用方法；
2. 熟悉细菌分离培养的基本操作方法。

【仪器和药品】

1. 菌种：葡萄球菌、大肠埃希菌、枯草杆菌的培养物。
2. 培养基：琼脂平板、琼脂斜面、半固体高层和肉汤培养基等。
3. 工具：接种环、酒精灯等。

【实验方法】

1. 接种环（针）的使用：接种环（针）是细菌学实验最常用的工具，主要用于画线分离、纯菌的移取和涂片等，它的使用是细菌学实验的基本技术。接种环（针）由环（针）、金属杆和绝热柄三部分组成，环（针）部由易于导热、散热的金属丝制成，以白金丝的最好，但由于价格昂贵，现多采用镍合金丝。金属丝的一端通过螺口固定于金属杆上，金属杆的另一端为绝热柄（图 1-3）。使用时手持绝热柄，先用酒精灯外焰烧红镍丝，再平持接种环（针）使金属杆部分在外焰中通过 3～4 次灭菌，冷却后即可取标本。取标本后要立即将染菌的镍丝部分在酒精灯内焰中烧灼，再移到外焰烧红，然后按上述方法将金属杆部分烧灼灭菌。使用结束后置于架上。

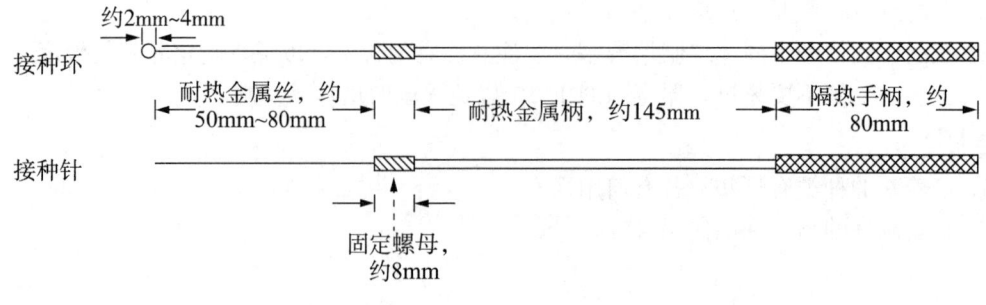

图1-3　接种环与接种针

2. 平板培养法（分离培养法）（图1-4）：临床上常用的检验标本，如粪、痰、脓汁等中常混有多种细菌。欲从患者标本中检出某种病原菌时，必须先将各种细菌分开，获得纯菌，然后再做进一步鉴定，这样才达到目的。琼脂平板面积大，通过一定的方法进行培养，则可达到分离各种细菌的目的。平板培养法种类很多，现将三段画线法介绍如下：

（1）右手持接种环，接种环火焰灭菌后，冷却，用接种环取一环检查材料。

（2）左手持平板培养基（盖朝上），拇指和中指固定平皿边缘、撑起平皿盖（45°角）（图1-5），置于酒精灯上方5~6厘米。右手持接种环（图1-6），以左手示指作为标记点，在培养基表面涂4~5次，涂一薄膜。退出接种环，烧灼灭菌，同时左手将平皿翻转倒扣放置，避免琼脂表面与空气中细菌接触。

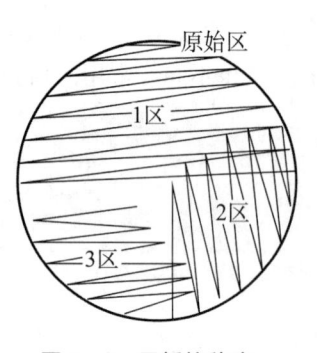

图1-4　平板接种法

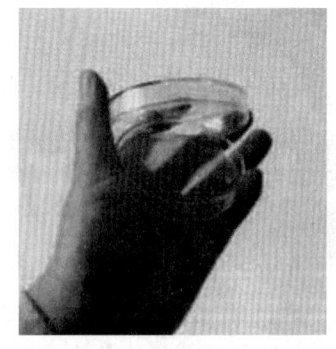

图1-5　平皿握持方法

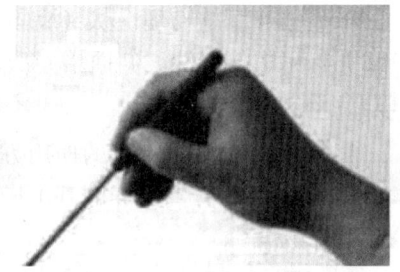

图1-6　接种环握持方法

（3）接种环火焰灭菌后，左手翻转平皿，接种环接触原涂菌部位后，以30°~40°连续而不重叠的画线，至培养基表面1/3处，形成"1"区。

（4）接种环火焰灭菌后，旋转平板，在"1"区末端重复接触2~3线后连续画线，形成"2"区。

（5）接种环火焰灭菌后，旋转平板，在"2"区末端重复接触2~3线后连续画线，画完平板为止，形成"3"区。

（6）画线完毕，盖好平皿盖，翻转平皿，灭菌接种环。

（7）于盛琼脂的底面玻璃上注明日期、姓名、接种材料名称等，将平皿（底部朝上）放

37℃培养18~24h。

3. 斜面培养法（图1-7）：斜面培养基不易污染，常用于培养纯种细菌（纯培养）。

（1）先将接种环灭菌，然后挑取平板上孤立菌落上的细菌。

（2）拔去斜面培养基的棉塞，试管口经火焰灭菌，将沾有细菌的接种环伸入管内，自下而上画一直线，然后将接种环再自下而上，连续平行画线。

（3）接种后，管口在火焰上灭菌，塞好棉塞。

（4）灭菌接种环。在试管上写好菌名，日期。

（5）37℃培养18~24h。

4. 液体培养法（图1-8）：用于增菌，并可观察细菌的生长状态和检查生化反应。

（1）用灭菌接种环取少许纯菌。

（2）按无菌操作要求，将沾有细菌的接种环伸入液体培养管中，在稍高于液面的管壁上，轻轻研磨，使细菌落入液体培养基中。

（3）接种后，管口在火焰上灭菌，塞好棉塞。

（4）将接种环灭菌。在试管上做好标记。

（5）37℃培养18~24h。

5. 半固体培养法（穿刺培养法）（图1-9）：常用以检查细菌运动或检查细菌发酵能力。

（1）用灭菌接种针取少许纯菌。

（2）按无菌操作要求，将沾有细菌的接种针，从半固体培养基的正中刺向管底，但不到底，留有0.5cm左右。然后，按原线抽出。

（3）、（4）、（5）同上。

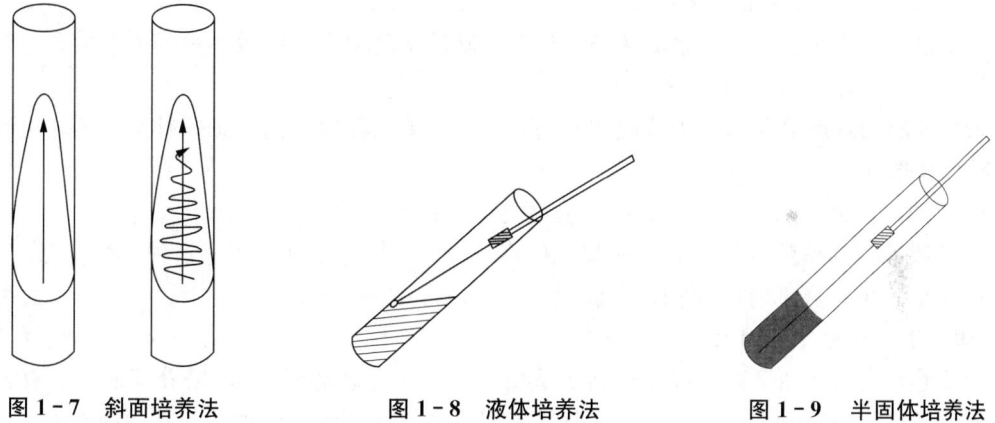

图1-7　斜面培养法　　　　图1-8　液体培养法　　　　图1-9　半固体培养法

二、细菌生长状态观察

细菌不同，在培养基上的生长状态也不相同。通过观察细菌生长状态，有助于鉴定细菌。

【实验目的】

1. 掌握观察细菌生长状态的要点；

2. 熟悉细菌在不同培养基中的生长现象。

【实验方法】

（一）平板培养基的生长状态观察

一个细菌在固体培养基上，经过一定时间的生长繁殖之后，形成的肉眼可见的细菌集团，称为菌落。很多菌落连在一起，融成一片，称为菌苔。由于细菌种类不同，以及培养基的成分不同，形成的菌落特点也不同，可呈现一定的形态、色泽等，有助于鉴别细菌。因此，应当对菌落进行认真观察。其观察要点如下：

1. 大小：以直径（mm）表示，1mm 左右为小菌落，2～3mm 为中等大菌落，3mm 以上为大菌落。

2. 形状：圆形、卵圆形及不规则形。

3. 边缘：整齐或不整齐、锯齿状、毛发状等。

4. 表面：光滑、湿润、皱纹、干燥等。

5. 隆起度：扁平、凸起、中心凹陷等。

6. 透明度：透明、半透明、不透明。

7. 颜色：无色、白色、黄色等。

8. 溶血性：在血平板上产生溶血毒素的细菌，可以使培养基中的红细胞破坏溶解。可分为完全溶血，草绿色溶血及不溶血等。

根据菌落的特点，可分为光滑型（S型）菌落、粗糙型（R型）菌落和黏液型（M型）菌落。S型菌落为圆形、边缘整齐、表面光滑、湿润。R型菌落与之相反，表面粗糙、干燥，呈皱纹或颗粒状，边缘多不整齐。M型菌落为黏稠、有光泽，水珠样。多见于有厚荚膜或丰富黏液层的细菌。

（二）斜面培养基的生长状态观察

可见培养基表面有均匀一致的菌苔，如有不同的菌落出现，则表明污染了杂菌。

（三）液体培养基的生长状态观察

未培养前的液体培养基多为清澈透明的。接种细菌培养后，由于细菌种类不同，可有以下三种生长形式：

1. 混浊：液体变为混浊，多数细菌为这类生长状态。

2. 菌膜：液体澄清，表面有一薄膜，枯草杆菌和结核分枝杆菌多呈这种生长状态。

3. 沉淀：液体底部有沉淀物，上面液体澄清，常见于链球菌。

（四）半固体培养基的生长状态观察

无鞭毛的细菌，经培养后仅沿穿刺线呈线性生长（无运动能力），培养基清亮。有鞭毛的细菌，可在培养基内自由游动，沿穿刺线呈羽毛状或云雾状浑浊生长（有运动能力）。

（张　昆）

第三章 细菌染色法

实验 常用的细菌染色法

一、细菌单染色法

【实验目的】

1. 掌握细菌单染色法的原理；
2. 了解细菌单染色法的操作方法。

【实验原理】

用单一染料对细菌进行染色，操作简便，适于对细菌一般性状和排列的观察。细菌单染色法常用碱性染料进行染色。这是因为细菌在通常情况下带负电荷，而碱性染料在电离时，其分子的染色部分带正电荷（酸性染料电离时，其分子的染色部分带负电荷），因此碱性染料的染色部分很容易与细菌结合使细菌着色，经染色后的细菌与背景形成反差，在显微镜下易于识别。常用作单染色的染料有：亚甲蓝、结晶紫、碱性品红等。

【仪器和药品】

1. 菌种：葡萄球菌液、大肠埃希菌液。
2. 染色液：结晶紫溶液、亚甲蓝溶液、石炭酸品红溶液。
3. 其他：载玻片、接种环、酒精灯、显微镜等。

【实验方法】

1. 制片：

（1）涂片：用灭菌的接种环取菌液一滴，在载玻片上涂一个薄而均匀的涂膜，直径约为1cm。

（2）干燥：将玻片置于桌面上，放在空气中自然干燥，或于火焰上部略加烘烤，使液体干燥。

（3）固定：将玻片从酒精灯火焰中央部，反复通过3次。使涂片中细菌固着于载玻片上，并杀死大部分细菌。

2. 染色：

（1）滴加染色液于涂片上（染色液刚好覆盖涂片薄膜为宜）。以亚甲蓝染色1~2min，石炭酸品红或结晶紫染色液染色约1min，用水冲洗，然后用吸纸吸干水分。

（2）镜检：涂片干燥后滴加香柏油，然后镜检。

【实验观察】

1. 应用结晶紫溶液，球菌和杆菌都被染成紫色。
2. 应用亚甲蓝溶液，球菌和杆菌都被染成蓝色。
3. 应用石炭酸品红溶液，球菌和杆菌都被染成粉红色。

【注意事项】

1. 标本片不能涂得太薄或太厚，以免影响结果的观察。
2. 菌龄也影响染色结果，只有对数生长期细菌形态和染色性才典型，如阳性菌培养时间过长，或已死亡及部分菌自行溶解，常呈阴性反应。

二、革兰染色法

【实验目的】

1. 掌握细菌染色标本的制备；
2. 掌握革兰染色的原理和方法及其结果判定；
3. 熟悉革兰染色法在细菌分类、鉴定中的重要意义。

【实验原理】

由于细菌个体微小，呈无色半透明，在普通光学显微镜下不易清晰观察，一般需经染色来增加反差，从而有利于对细菌标本的观察。革兰染色法是1884年由丹麦病理学家Christain Gram创立的，革兰染色法可将所有的细菌区分为革兰阳性菌（G^+）和革兰阴性菌（G^-）两大类。革兰染色法是细菌学中最重要的鉴别染色法。革兰染色法之所以能将细菌分为革兰阳性和革兰阴性，主要是由这两类细菌细胞壁的结构和组成不同决定的。实际上，当用结晶紫初染后，像简单染色法一样，所有细菌都被染成初染剂的蓝紫色。碘作为媒染剂，它能与结晶紫结合成结晶紫-碘的复合物，从而增强了染料与细菌的结合力。当用脱色剂处理时，两类细菌的脱色效果是不同的。关于其原理还不完全清楚，有几种不同的解释：

1. 通透性学说：革兰阳性菌细胞壁结构比较致密，肽聚糖层很厚，脂类含量低，用乙醇脱色时细胞壁脱水，使肽聚糖层的网状结构孔径缩小，透性降低，从而使结晶紫-碘的复合物不易被洗脱而保留在细胞内，经脱色和复染后仍保留初染剂的蓝紫色。革兰阴性菌的细胞壁较为疏松，肽聚糖层很薄，外膜、脂蛋白、脂多糖均含有大量脂质，所以当脱色处理时，脂质被乙醇溶解，细胞壁透性增大，使结晶紫-碘的复合物比较容易被洗脱出来，用复染剂复染后，细胞被染上复染剂的红色。

2. 化学成分学说：革兰阳性菌含有大量核糖核酸镁盐，可与结晶紫和碘牢固结合，并结合成大分子复合物，使已着色的细菌不被乙醇脱色。而阴性菌中此物质含量甚少，故易于脱色。

3. 等电点学说：革兰阳性菌等电点（pH＝2～3）比革兰阴性菌（pH＝4～5）为低，在同样pH值的染色环境中，阳性菌所带的负电荷比阴性菌多，故与带正电荷的结晶紫染料结合较为牢固，不易脱色。

目前认为，在以上各因素中，细胞壁结构上的差异是最重要的因素。

【仪器和药品】

1. 菌种：葡萄球菌与大肠埃希菌的混合菌液。
2. 染色液：革兰染色液（结晶紫溶液、碘-碘化钾溶液、95％乙醇溶液、稀释石炭酸品红溶液）。
3. 其他：载玻片、接种环、酒精灯、显微镜等。

【实验方法】

1. 制片：见细菌单染色法。
2. 染色

（1）初染：取结晶紫溶液1~2滴滴于涂膜上，染色约1min，用水冲洗，并将玻片上残水甩净。

（2）媒染：取碘-碘化钾溶液1~2滴滴于涂膜上，染色约1min，用水冲洗，并将玻片上残水甩净。

（3）脱色：用95%乙醇数滴滴于涂膜上，脱色20~30s，用水冲洗，并甩净玻片上的残水。

（4）复染：用稀释石炭酸品红液复染20~30s，用水冲洗，并将玻片上残水甩净。

3. 印干后镜检：用吸水纸吸干玻片上残水，滴加香柏油，用油镜观察。

【实验观察】

经革兰染色后，凡被染成紫色的细菌称之为革兰阳性菌，凡被染成红色的细菌称之为革兰阴性菌。

【注意事项】

1. 标本片不能涂得太薄或太厚，以免影响结果的观察。
2. 革兰染色的关键在于严格掌握乙醇脱色程度：如脱色过度，则阳性菌可被误染为阴性菌；而脱色不够时，阴性菌可被误染为阳性菌。脱色时间还受涂片厚薄和乙醇用量多少的影响。

【思考题】

1. 革兰染色法的原理是什么？
2. 革兰染色结束后，如果观察镜下球菌和杆菌均为革兰阴性菌的话，请分析出现这种情况的原因。

三、细菌特殊结构染色法

【实验目的】

1. 掌握细菌三种特殊结构的常用染色方法；
2. 熟悉细菌特殊结构染色的原理；
3. 了解细菌特殊结构染色的注意事项。

【实验原理】

细菌的特殊结构有荚膜（capsule）、芽胞（spore）、鞭毛（flagellum）和菌毛（pili），但菌毛需电镜观察。所以细菌的特殊结构只有荚膜、芽胞和鞭毛可以染色并应用油镜观察。细菌特殊结构用一般染色法不易着色，必须用特殊的染色法才能着色。某些细菌的特殊结构的检查，有助于细菌的鉴别。

荚膜是细菌细胞壁外围绕的一层黏液性物质，其主要成分是多糖。荚膜的折光性低，与染料的亲和力很弱，不易被染色，故常采用负染色法，即菌体和背景着色而荚膜不着色，染色后荚膜在菌体周围呈透明圈状。由于荚膜很薄，且含水量高（90%以上），易变形，所以制片和染色时一般不用热固定。进行荚膜染色，最好选用新鲜的培养材料。荚膜染色方法很多，本节只介绍一种负染色法。

芽胞染色法是根据细菌的芽胞和菌体对染料的亲和力不同,且芽胞一旦染上色又难以脱色这一点而设计的。所以,芽胞染色法除了用着色力强的染料外,还需要加热,以促进芽胞着色。当染芽胞时,菌体也会着色,然后脱色、水洗,芽胞染上的颜色难以渗出,而菌体会脱色。然后用对比度强的染料对菌体复染,使菌体和芽胞呈现出不同的颜色,从而便于区别。

鞭毛染色的基本原理,是在染色前先用媒染剂处理细菌,使染剂沉积在鞭毛上,使鞭毛直径加粗,然后再进行染色。鞭毛染色方法也很多,本实验只介绍石炭酸品红鞭毛染色法。

【仪器和药品】

1. 荚膜染色液:20%硫酸铜水溶液,稀释结晶紫溶液(结晶紫乙醇饱和液 5ml 加蒸馏水 95ml)。

2. 荚膜染色所需的菌液:经小鼠传代培养的肺炎链球菌菌液。

3. 芽胞染色液:石炭酸品红染色液、95%乙醇、碱性亚甲蓝染色液。

4. 芽胞染色所需的菌液:枯草芽胞杆菌菌液。

5. 鞭毛染色液:石炭酸品红鞭毛染色液(由饱和钾明矾液 2ml、50g/L 石炭酸 5ml 和 200g/L 的鞣酸液 2ml 混合而成,临用时加 1ml 碱性品红乙醇饱和液过夜,过滤后使用,3 天内使用效果最好)。

6. 鞭毛染色所需的菌液:将普通变形杆菌接种在营养琼脂中,37℃培养 18~24h,挑取培养基中迁徙生长边缘的菌苔少许,加到盛有适量无菌蒸馏水的试管中制成菌悬液。然后将菌悬液置 37℃温箱孵育 10min 左右备用。

7. 其他:载玻片、接种环、显微镜等。

注:鞭毛染色法所需的载玻片要求:将载玻片用洗衣粉洗净,自来水反复冲洗,蒸馏水冲洗 3 次,晾干,置于无水乙醇中,过夜,备用。应用时将载玻片从无水乙醇中取出,直立于吸水纸上,吸去多余的乙醇,然后将载玻片在酒精灯火焰上经过 2~3 次即可使用(注意不可用手接触载玻片表面)。

【实验方法】

1. 荚膜负染色法

(1) 制片:用灭菌的接种环将经小鼠传代培养的肺炎链球菌涂片,在空气中自然干燥(无需加热)。

(2) 染色:用结晶紫溶液染色 2min 后,以 20%硫酸铜水溶液冲洗,用吸水纸吸干残液。

(3) 镜检:滴加香柏油后用油镜观察。

2. 芽胞染色法

用灭菌的接种环将枯草芽胞杆菌涂片,干燥后加热固定,之后滴加数滴石炭酸品红液,微加热温染 5min,冷却后用水冲洗,用 95%乙醇脱色 2min,水洗,再滴加碱性亚甲蓝复染 0.5~1min,水洗,用吸水纸吸干后镜检。

3. 鞭毛染色法(石炭酸品红鞭毛染色法)

(1) 制片:用灭菌的接种环取一环菌液放于上述高度洁净的载玻片上(切勿研磨和摇动),自然干燥(切勿固定)。

(2) 染色:载玻片干燥后滴加鞭毛染色液数滴覆盖于菌膜处,作用 10~15min,水洗,干后镜检。

【实验观察】
1. 荚膜负染色法：菌体及背景染成深紫色，菌体周围有一圈淡紫色或无色的荚膜。
2. 芽胞染色法：菌体呈蓝色，芽胞呈红色。
3. 鞭毛染色法：镜下大部分细菌的鞭毛被成功染色，菌体和鞭毛均呈红色。

【注意事项】
1. 荚膜负染色法：菌液涂片后不要加热固定，肺炎链球菌菌液最好是新鲜配制的。
2. 芽胞染色法：加热温染过程中勿要让染色液干涸，以免染色液结晶影响观察。染色液如果在加热过程中不够，可待玻片凉后再添加。
3. 鞭毛染色法：染色液尽量现配制。菌悬液孵育时间不宜过长或过短，最好做预试验。菌龄较老的细菌容易失落鞭毛，宜选幼龄菌。载玻片应高度清洁，不许有油污或用手触摸。制片过程中不能研磨和固定。

【思考题】
1. 细菌特殊结构的染色法分别有哪些注意事项？
2. 如果本实验的芽胞染色法应用的菌液换为破伤风芽胞梭菌，镜下观察会出现哪些不同？

附：革兰染色液的配制法

1. 结晶紫染液
（1）取 6~8g 结晶紫溶于 100ml 95％的乙醇内制成结晶紫乙醇饱和液。
（2）1％草酸铵水溶液：草酸铵 0.8g 溶于 80ml 蒸馏水中。
（3）将已配好的结晶紫乙醇饱和液 20ml 和 1％草酸铵水溶液 80ml 混合即成，置瓶中备用。

2. 碘-碘化钾溶液
（1）碘 1g；碘化钾 2g；蒸馏水 300ml。
（2）先将碘化钾 2g 溶于 10ml 蒸馏水中，再加碘 1g，用力摇匀，待溶解后加蒸馏水至 300ml 即成，置瓶中备用。

3. 95％乙醇。

4. 稀释石炭酸品红液
（1）碱性品红饱和溶液：碱性品红 3.2g 溶于 95％乙醇 100ml 中。
（2）取 1 份碱性品红饱和液加 9 份 5％石炭酸水溶液，先配成石炭酸品红染液（抗酸染色用）。再取 1 份石炭酸品红染液加 9 份蒸馏水即为稀释石炭酸品红液，置瓶中备用。

上述各种染液配成后，均需用滤纸过滤后使用，染液应贮存于棕色瓶内。

（王春敏）

第四章 细菌的生化鉴定法

各种细菌所具有的酶不完全相同,对营养物质的分解能力亦不一致,因而其代谢产物有别。根据此特点,利用生物化学方法来鉴别不同细菌称为细菌的生化反应试验(biochemical reaction),这对于一些形态和培养特性上不能区分而代谢上不同的菌种鉴别尤为重要。

实验 常用的细菌生化反应试验

一、糖发酵试验

【实验目的】
1. 掌握糖发酵试验的方法;
2. 熟悉糖发酵试验的原理。

【实验原理】
糖发酵试验是常用的生化反应方法。主要有葡萄糖、乳糖、麦芽糖、甘露醇、蔗糖、阿拉伯糖、鼠李糖、木胶糖等。细菌分解糖的能力不同,产生的代谢产物也不同。制备糖发酵管时,在蛋白胨水中加0.5%~1%的糖和一定量的溴甲酚紫。溴甲酚紫的变色范围是pH=5.2~6.8(黄色~紫色)。当细菌分解糖时,培养基变黄色;细菌能产生气体时,培养基中有气泡出现(表1-1)。

【仪器和药品】
1. 菌种:大肠埃希菌、伤寒沙门菌的斜面培养物。
2. 培养基:葡萄糖发酵管、乳糖发酵管。

【实验方法】
1. 将大肠埃希菌和伤寒沙门菌分别接种于葡萄糖发酵管和乳糖发酵管中。
2. 置37℃培养24h后观察结果。

【实验观察】
1. 细菌生长:培养基浑浊。
2. 细菌发酵糖类产酸:培养基变黄色。
3. 细菌发酵糖类产气:培养基中有气泡出现。

表1-1 糖发酵结果

细菌	葡萄糖	乳糖
大肠埃希菌	⊕	⊕
伤寒沙门菌	－	－

注:＋,产酸;○,产气;－,不产酸产气。

【思考题】

简述细菌常见的代谢产物、检测方法及其临床意义。

二、氧化酶试验

【实验目的】

1. 掌握氧化酶试验的方法；
2. 熟悉氧化酶试验的原理。

【实验原理】

某些细菌（如奈瑟菌和铜绿假单胞菌等），具有氧化酶，能将盐酸二甲基对苯二胺或盐酸四甲基对苯二胺氧化成红色的醌类化合物，即为试验阳性。

【仪器和药品】

1. 菌种：铜绿假单胞菌、大肠埃希菌。
2. 试剂：氧化酶试剂。

【实验方法】

1. 用毛细管吸取氧化酶试剂滴加于培养皿菌落上。
2. 观察菌落颜色变化。

【实验观察】

1. 出现红色、深红色、紫黑色变化均为阳性。
2. 铜绿假单胞菌为阳性，大肠埃希菌为阴性。

【注意事项】

做试验时应避免接触含铁的物质，否则易出现假阳性；氧化酶试剂在空气中易氧化，应经常更换，不宜保存过久。

【思考题】

哪些细菌能产生氧化酶？

三、过氧化氢酶试验

【实验目的】

1. 掌握过氧化氢酶试验的方法；
2. 熟悉过氧化氢酶试验的原理。

【实验原理】

某些细菌（如葡萄球菌等），具有过氧化氢酶（触媒），能分解过氧化氢，放出初生态氧，生成氧分子而出现气泡。

【仪器和药品】

1. 菌种：葡萄球菌、链球菌培养物。
2. 试剂：3％H_2O_2。
3. 载玻片。

【实验方法】

用接种环分别挑取培养基上的待检菌落置于载玻片上，滴加3％H_2O_2数滴，观察结果。

【实验观察】
1. 30s 内有气泡出现者为阳性，否则为阴性。
2. 葡萄球菌为阳性，链球菌为阴性。

【思考题】
哪些细菌能产生过氧化氢酶？

四、靛基质（吲哚）试验

【实验目的】
1. 掌握吲哚试验的方法；
2. 了解吲哚试验的原理。

【实验原理】
靛基质（I）、甲基红（M）、V-P（V）及枸橼酸盐利用（C）四种试验，常用于鉴定肠道杆菌，合称为 IMViC 试验。

有些细菌具有色氨酸酶，能分解蛋白胨中的色氨酸生成吲哚。吲哚本身无色，不能肉眼直接观察，若加入对二甲基氨基苯甲醛（吲哚试剂），与吲哚相互作用生成红色的玫瑰吲哚。

【仪器和药品】
1. 菌种：大肠埃希菌、产气肠杆菌的斜面培养物。
2. 培养基：蛋白胨水培养基。
3. 试剂：吲哚试剂。

【实验方法】
1. 将上述两种细菌分别接种于蛋白胨水培养基中。
2. 37℃培养 18～24h。
3. 每管分别沿管壁缓缓加入吲哚试剂 2～3 滴，静置数分钟，观察结果。

【实验观察】
1. 出现红色变化为阳性。
2. 大肠埃希菌为阳性，产气肠杆菌为阴性。

【思考题】
哪些细菌能产生色氨酸酶？

五、甲基红试验

【实验目的】
1. 掌握甲基红试验的方法；
2. 了解甲基红试验的原理。

【实验原理】
甲基红试验是检测细菌分解葡萄糖后培养基中最终的酸碱度，用以鉴别肠道杆菌。有些细菌如大肠埃希菌分解葡萄糖产生丙酮酸，丙酮酸再被分解产生甲酸、乙酸、乳酸等，由于产生大量有机酸，使培养基 pH 值降至 4.5 以下，加入甲基红指示剂即显红色（甲基红指示剂变色范围为 pH＝4.4～6.2，颜色变化由红至黄）。有些细菌如产气肠杆菌分解葡萄糖产酸量少或产生的酸进一步转化为其他物质（如醇、酮、醛等），则培养基的 pH 值在 6.2 以上，加入甲基红指示剂为黄色。

【仪器和药品】

1. 菌种：产气肠杆菌、大肠埃希菌的斜面培养物。
2. 培养基：葡萄糖蛋白胨水培养基。
3. 试剂：甲基红试剂。

【实验方法】

1. 分别将上述两种细菌接种于葡萄糖蛋白胨液体培养基内，37℃培养 48h。
2. 各取 2ml 培养液，加入甲基红试剂 2~3 滴，轻摇后观察结果。

【实验观察】

1. 出现红色者为阳性，黄色为阴性。
2. 大肠埃希菌为阳性，产气肠杆菌为阴性。

【思考题】

大肠杆菌、产气肠杆菌的 IMViC 试验结果分别是什么？

六、V-P 试验

【实验目的】

1. 掌握 V-P 试验的方法；
2. 熟悉 V-P 试验的原理。

【实验原理】

某些细菌如产气肠杆菌，具有脱羧酶，可使分解葡萄糖后产生的丙酮酸脱羧生成中性的乙酰甲基甲醇。乙酰甲基甲醇在碱性环境中被空气中氧气氧化为二乙酰，二乙酰与培养基中精氨酸所含的胍基起作用，生成红色化合物。

【仪器和药品】

1. 菌种：产气肠杆菌、大肠埃希菌斜面培养物。
2. 培养基：葡萄糖蛋白胨水培养基。
3. 试剂：V-P 试剂（6% α 萘酚乙醇溶液、40%KOH 溶液）。

【实验方法】

1. 分别将上述两种细菌接种于葡萄糖蛋白胨液体培养基内，37℃培养 48h。
2. 各取 2ml 培养液，分别加入 1ml 6% α 萘酚乙醇溶液和 40%KOH 溶液，摇匀，静置 10~15min 观察结果。

【实验观察】

1. 出现红色为阳性。
2. 产气肠杆菌为阳性，大肠埃希菌为阴性。

【思考题】

V-P 试验的原理。

七、枸橼酸盐利用试验

【实验目的】

1. 掌握枸橼酸盐利用试验的方法；
2. 了解枸橼酸盐利用试验的原理。

【实验原理】

枸橼酸盐培养基不含任何糖类，枸橼酸钠为糖的唯一来源，磷酸二氢铵为氮的唯一来源。有的细菌如产气肠杆菌等可利用铵盐作为唯一氮源及利用枸橼酸盐作为唯一碳源，能在此培养基上生长，分解枸橼酸盐产生碳酸盐，使培养基呈碱性，培养基中的溴百里酚蓝指示剂由绿色变为深蓝色。

【仪器和药品】

1. 菌种：产气肠杆菌、大肠埃希菌斜面培养物。
2. 培养基：枸橼酸盐培养基。

【实验方法】

1. 将上述两种细菌分别接种于枸橼酸盐培养基斜面上，37℃培养24h。
2. 观察结果。

【实验观察】

1. 培养基斜面上有菌苔出现，培养基变为深蓝色为阳性，无菌苔出现，培养基颜色不变为阴性。
2. 产气肠杆菌为阳性，大肠埃希菌为阴性。

【思考题】

枸橼酸盐利用试验的原理。

八、尿素分解试验

【实验目的】

1. 掌握尿素分解试验的方法；
2. 熟悉尿素分解试验的原理。

【实验原理】

某些细菌如变形杆菌等具有尿素分解酶，能分解培养基中的尿素产生氨，使培养基变碱性，酚红指示剂变红色。主要用于肠杆菌科的鉴定。

【仪器和药品】

1. 菌种：普通变形杆菌、大肠埃希菌斜面培养物。
2. 培养基：尿素培养基。

【实验方法】

1. 将上述两种细菌分别接种于尿素培养基斜面上，37℃培养24h。
2. 观察结果。

【实验观察】

1. 出现红色变化为阳性。

2. 普通变形杆菌为阳性，大肠埃希菌为阴性。

【思考题】

哪些细菌能产生尿素酶？

九、硫化氢试验

【实验目的】

1. 掌握硫化氢试验的方法；
2. 熟悉硫化氢试验的原理。

【实验原理】

某些细菌如变形杆菌等，能分解培养基中的含硫的氨基酸（胱氨酸、半胱氨酸），产生硫化氢，硫化氢遇到铅或铁离子形成黑色的硫化铅或硫化亚铁沉淀物。

【仪器和药品】

1. 菌种：普通变形杆菌、大肠埃希菌斜面培养物。
2. 培养基：醋酸铅培养基或克氏铁琼脂培养基。

【实验方法】

1. 将上述两种细菌分别接种于培养基中，37℃培养24h。
2. 观察结果。

【实验观察】

1. 出现黑色沉淀为阳性，不变色为阴性。
2. 变形杆菌为阳性，大肠埃希菌为阴性。

【思考题】

哪些细菌能产生硫化氢？

（马淑霞　武　菲）

第五章 外界因素对细菌的影响

实验一 物理因素对细菌的影响

一、煮沸与高压灭菌法

【实验目的】
1. 掌握热力灭菌法的杀菌原理、作用及特点；
2. 熟悉常用消毒灭菌器械的使用。

【实验原理】
高温对细菌有明显的致死作用，主要机制是凝固菌体蛋白质，也可能与细菌 DNA 单螺旋断裂、细菌膜功能受损及菌体内电解质浓缩有关。湿热灭菌法所需温度较干热法低，时间较短，尤其是高压蒸汽灭菌，因增加压力而提高沸点，灭菌效果最佳。

【仪器和药品】
1. 菌种：枯草杆菌、大肠埃希菌 18~24h 肉汤培养物。
2. 培养基：普通琼脂平板、肉汤管。
3. 其他：毛细吸管、电炉及高压蒸汽灭菌器。

【实验方法】
1. 取琼脂平板两块，用记号笔分别在两平板底部玻面上，注明大肠埃希菌和枯草杆菌，并分别将两块平板底玻璃面画分三等份，于每块平板的三等份上分别注明对照、加热100℃10min 及加热 121.3℃20min。
2. 取肉汤管两支分别注明加热 100℃10min 及加热 121.3℃20min，用毛细吸管吸取大肠埃希菌肉汤培养物，于上述两支肉汤管中各加入菌液一滴，混匀。再用接种环于两支肉汤管的任何一管中取一环菌液接种于大肠埃希菌平板的对照处，然后分别将肉汤管加热100℃10min 及加热 121.3℃20min，再各取一接种环分别接种于平板的相应部位。
3. 枯草杆菌以同法试验。
4. 将两块琼脂平板接种物置 37℃18~24h 培养，比较培养基上两种细菌的生长情况。

【实验观察】

表 1-2　琼脂平板上细菌生长情况观察及记录

细菌名称	100℃10min	121℃20min	未加热（对照）
枯草杆菌			
大肠埃希菌			

二、紫外线的杀菌作用

【实验目的】
1. 熟悉紫外线杀菌作用的原理；
2. 了解紫外线杀菌作用的特点。

【实验原理】
波长 265~266nm 的紫外线，因与 DNA 吸收光谱一致而有明显的杀菌作用。其机制是使细菌 DNA 相邻的胸腺嘧啶形成二聚体，从而破坏 DNA 构型，干扰其正常复制，导致细菌死亡。

【仪器和药品】
1. 菌种：大肠埃希菌 18~24h 琼脂斜面培养物。
2. 培养基：普通琼脂平板。
3. 其他：接种环、无菌黑纸片、小镊子、酒精灯、紫外线灯、消毒液。

【实验方法】
1. 以灭菌接种环挑取大肠埃希菌培养物，于琼脂平板上密集画线接种。
2. 一种方法是半启皿盖（将皿盖遮住涂面的 1/2），然后置于酒精灯下 1m 以内（20~30cm 处较好），照射 30min（图 1-10）。另一种方法还可以火焰灭菌小镊子，待稍凉后，打开皿盖，取无菌黑纸片一片平贴于涂有细菌的平板培养基表面中央（图 1-11）。

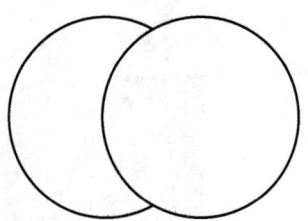

图 1-10 皿盖遮盖涂面一半

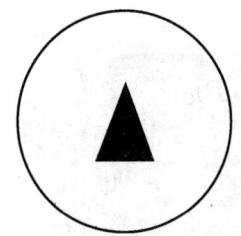

图 1-11 贴黑纸片

3. 照射完毕，无菌操作取出黑纸片，投入消毒液中。做标记，注明日期、试验者等。
4. 盖上皿盖，于 37℃培养 18~24h 后观看结果。

【实验观察】

表 1-3 紫外线照射后细菌生长情况观察及记录

	黑纸片遮盖部分（或皿盖遮盖部分）	直接暴露于紫外线部分
细菌生长情况		

【注意事项】
紫外线杀菌力虽强，但穿透力弱，故只能用于实验室、病房或手术室内空气及物体表面的消毒灭菌。另外，杀菌波长的紫外线对人体皮肤、眼睛等有损伤作用，故灭菌时注意防护。

【思考题】

1. 根据细菌在煮沸和高压灭菌法后的细菌生长情况的变化分析其原因。
2. 湿热灭菌法优于干热灭菌法的原因有哪些？
3. 比较各种物理消毒灭菌法的优缺点，并熟悉其应用范围。
4. 思考下列物品宜用何种方法进行消毒灭菌：普通营养琼脂培养基、污染的血清、污染的衣服、手术室空气、实验感染的动物尸体、污染的手术敷料、棉签、牛奶、试管、平皿。

附　录

一、高压蒸汽灭菌器介绍

1. 构造：高压蒸汽灭菌器是一个双层的金属圆筒，两层之间盛水，外层坚厚的密闭蒸汽锅。其上或前方有金属厚盖。盖旁附有螺旋，借以紧闭盖门，使蒸汽不能外溢。因而随着蒸汽压力升高，其温度亦相应增高。高压蒸汽灭菌器上装有排气阀、安全阀，以调节器内蒸汽压力。装有的温度计和压力表，以显示内部的温度和压力。器内装有带孔的金属隔板、金属篮，用以放置欲灭菌物品。实验室中常用的高压蒸汽灭菌器有立式、卧式和手提式等几种（图1-12，图1-13）。

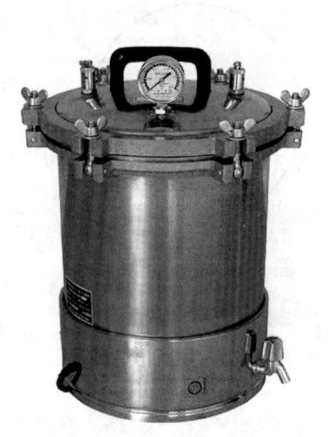
图1-12　手提式高压蒸汽灭菌器

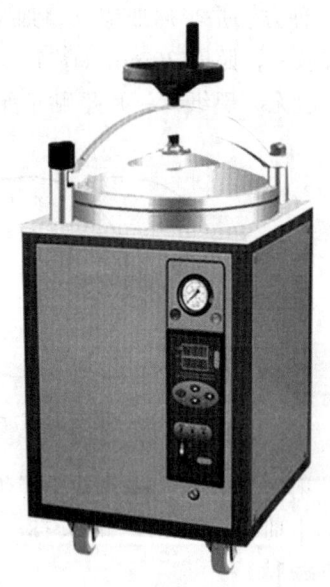
图1-13　立式高压蒸汽灭菌器

2. 原理：高压蒸汽灭菌器是将待灭菌的物品放在一个密闭的加压灭菌锅内，通过加热，使灭菌器内的水沸腾而产生蒸汽。待水蒸气急剧地将锅内的冷空气从排气阀中排尽，然后关闭排气阀，继续加热，此时由于蒸汽不能溢出，而增加了灭菌器内的压力，从而使沸点增高，得到高于100℃的温度。导致菌体蛋白质凝固变性而达到灭菌的目的。

3. 方法：本实验介绍手提式高压蒸汽灭菌器的使用方法。

（1）首先将内层灭菌桶取出，再向外层锅内加入适量的水，使水面与三角搁架相平为宜。

（2）放回灭菌桶，并装入待灭菌物品。注意不要装的太挤，以免妨碍蒸汽流通而影响灭菌效果。三角烧瓶与试管口端均不要与桶壁接触，以免冷凝水淋湿包口的纸而透入棉塞。

（3）加盖，并将盖上的排气软管插入内层灭菌桶的排气槽内。再以两两对称的方式同时旋紧相对的两个螺栓，使螺栓松紧一致，勿使漏气。

（4）用电炉或煤气加热，并同时打开排气阀，使水沸腾以排除锅内的冷空气。待冷空气完全排尽后，关上排气阀，让锅内的温度随蒸汽压力增加而逐渐上升。当锅内压力升到所需压力时，控制热源，维持压力至所需时间。一般使用 $1.05kg/cm^2$，121.3℃，20min 灭菌（表1-4）。

（5）灭菌所需时间到后，停止加热，待压力自行降至零时，徐徐开放排气阀，排除余气方可开盖取物。如果压力未降到零时，打开排气阀，就会因锅内压力突然下降，使容器内的培养基由于内外压力不平衡而冲出烧瓶口或试管口，造成污染或烫伤。

高压蒸汽灭菌器是有效、迅速的灭菌法，可杀死包括芽胞在内的所有微生物。凡耐高温和潮湿的物品，如培养基、生理盐水、手术器械、手术衣、敷料、玻璃器材、传染性污物等都可应用此法灭菌。

表1-4　　蒸汽压力与温度的关系

压力			温度
(kPa)	(kg/cm^2)	($1bf/in^2$)	(℃)
34.47	0.35	5	108.8
55.20	0.60	8	113.0
68.94	0.70	10	115.6
103.50	1.05	15	121.3
137.80	1.50	20	126.2

4. 注意事项

（1）锅内必须加入足量的蒸馏水，切忌干烧。

（2）盛物桶内的物品不要放置过挤，以免器内温度不均一。

（3）冷空气必须排净，否则会影响器内温度。

（4）必须待压力自行降至零时，方可徐徐开放排气阀，排尽余气，才可开盖取物。否则由于排气过快过猛，易使瓶内液体冲出外溢。

（5）应用于耐高温和耐潮湿的物品灭菌，如普通培养基、手术器械、手术衣及敷料。

（6）温度压力的选择：灭菌的温度及维持的时间随灭菌物品的性质和容量等具体情况而有所改变，一般情况下多使用 $1.05kg/cm^2$，121.3℃，灭菌 20min 即可。但在培养基的消毒灭菌时情况复杂一些，例如盛于试管内的一般培养基以 $1.05kg/cm^2$，121.3℃灭菌 20min 即可，而盛于大瓶内的培养基最好以 $1.05kg/cm^2$ 灭菌 30min。但含糖培养基用 $0.56kg/cm^2$，112.6℃灭菌 15min，为了保证效果，可将其他成分先行 121.3℃，20min 灭菌，然后以无菌操作加入灭菌的糖溶液。

二、干热灭菌（干烤箱）介绍

1. 构造：干热灭菌器是由双层铁板制成的方形金属箱，箱壁为双层，两层间衬以石棉板隔热，底部或侧壁装有电热线圈，箱前有铁门及玻璃门，箱内有金属箱板架数层。箱壁有温度调节器和时间调节器，箱顶有温度计调节孔。开启电源后，箱内温度逐渐升高，电热烤箱内装有温度调节器,可保持所需温度。干烤箱一般都配置鼓风机,使灭菌物品受热均匀。

2. 方法:将待灭菌物品包装妥当,放入箱内金属架上,关好玻璃门及金属门,开启电源,调节温度(160~170℃)和时间(2h)。

3. 注意事项

(1) 最高温度不得超过180℃,超过180℃则棉塞和包装纸会被烤焦。如一旦起火或冒烟要先关闭电源,然后静待其温度下降或接近室温时打开箱门处理。

(2) 灭菌后须待温度下降到40℃以下接近室温时方可打开箱门,否则冷空气骤然进入使玻璃器皿破裂,且热空气可能会灼伤取物者的皮肤。

(3) 物品不要放置过挤,要疏密有致,否则受热不均。

(4) 干烤灭菌主要应用于凡士林、液体石蜡、陶瓷制品、玻璃器材(吸管、试管、培养皿)等的灭菌。培养细菌用的吸管、试管、平皿等,经清洗和晾干之后,进行干热灭菌。

(5) 为了使灭菌后的器材保持无菌状态,烧瓶和试管口要塞上棉塞,吸管和平皿要放入特定的筒内或用纸包好再灭菌。

三、流通蒸汽灭菌器介绍

实验室常用的流通蒸汽灭菌器,其构造原理同一般的蒸锅,底层盛水,器内有1至2层的带孔隔板,以放置待灭菌的物品。水加热后沸腾产生蒸汽,消毒时,用流通蒸汽(100℃)蒸30min,可消毒用过的细菌培养物和患者的衣物等。100℃30min,只能杀死细菌繁殖体而芽胞不一定死亡,达不到灭菌的要求。一些不耐高热的含糖或牛奶培养基可用流通蒸汽灭菌器进行间歇灭菌,即将需灭菌物品置于灭菌器中,100℃15~30min,每日一次,连续3日,不加热时,把培养基放在37℃温箱过夜,使其中的芽胞发育成繁殖体,以便次日加热时将其杀死,即可杀灭芽胞。本法用于一些不耐高温培养基灭菌。

四、滤菌器介绍

1. 构造

(1) 蔡氏(Seitz)滤菌器:上部的金属圆筒,用以盛装将要过滤的液体;下部的金属托盘及漏斗,用以接收滤出的液体;上下两部分中间放石棉滤板,每次用后换一石棉滤板。滤板按孔径大小可分为K号、EK和EK-S号3种:K滤孔最大,供澄清液体之用;EK孔较小,供滤过除菌;EK-S滤孔更小,能阻止一部分较大的病毒通过。滤板依靠侧面附带的紧固螺旋拧紧固定。

(2) 玻璃滤菌器:由玻璃制成。滤板采用细玻璃砂在一定高温下加压制成。用时比较方便,但孔径易堵塞。滤板孔径由0.15~250μm不等,分为G1、G2、G3、G4、G5、G6六种规格,后两种规格均能阻挡细菌通过。

(3) 薄膜滤菌器:由塑料制成。滤菌器采用优质纤维滤纸,用一定工艺加压制成。孔径:200nm,能阻挡细菌通过。

2. 原理:滤菌器种类很多,孔径非常小,能阻挡细菌通过。它们可用陶瓷、硅藻土、石棉或玻璃屑等制成。适用于除去对热不稳定的药品溶液或液体物质中的细菌的方法。

3. 方法及注意事项:将清洁的滤菌器(蔡氏滤菌器和薄膜滤菌器须先将石棉板或滤菌薄膜放好,拧紧螺旋)和滤瓶分别用纸或布装好,用高压蒸汽灭菌器灭菌。再以无菌操作把滤菌器与滤瓶装好,并使滤瓶的侧管与缓冲瓶相连,再使缓冲瓶与抽气机相连。将待滤液体倒入滤菌器内,开动抽气机使滤瓶中压力减低,滤液则徐徐流入滤瓶中。滤毕,迅速按无菌操作将滤瓶中的滤液放到无菌容器内保存。滤器经高压灭菌后,洗净备用。滤板、滤膜,每次用后均需更换。

　　滤菌器是用以除去细菌的器具，它含有微细小孔。只允许液体及气体通过，而大于孔径的物体不能通过。滤菌器主要用于对热不稳定的药品溶液或液体物质的除菌，但不能除去病毒、支原体、衣原体及细菌L型等微生物。滤过除菌主要用于一些不耐高温的血清、抗生素、药液、酶制剂等。

（钟秀丽）

实验二　化学因素对细菌的影响

一、皮肤消毒试验

【实验目的】
1. 掌握化学消毒剂的杀菌机制；
2. 验证常用消毒剂的抑菌作用。

【实验原理】
　　乙醇可使菌体蛋白脱水凝固或与菌体蛋白、酶蛋白等结合而使之变性失活。70%～75%的乙醇15～30s即可将细菌杀死，但95%的乙醇消毒效果反不如70%～75%的乙醇效果好，因高浓度乙醇使菌体蛋白表面迅速凝固，影响乙醇继续进入菌体发挥作用。2.5%的碘酊可使菌体酶蛋白中的巯基改变，使酶失去活性导致代谢发生障碍而死亡。

【仪器和药品】
1. 培养基：普通琼脂平板。
2. 其他：记号笔、75%的乙醇棉球、2.5%的碘酊棉球。

【实验方法】
1. 取普通琼脂平板一个，用记号笔在平板背面画十字线分成四等份，分别标明1、2、3、4（图1-14）。
2. 先将手指在1区按一下，然后再将手指先用2.5%的碘酊棉球消毒，然后用75%的乙醇棉球消毒，待干后轻按2区。
3. 换另一个同学在3区和4区重复上述实验，将琼脂平板置37℃，培养18～24h，观察结果。

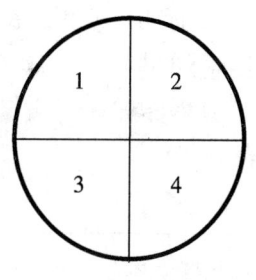

图1-14　皮肤消毒试验

【实验观察】

表1-5　皮肤消毒试验结果

	37℃24h培养细菌生长情况	结果解释
消毒前手指皮肤		
消毒后手指皮肤		

二、化学消毒剂的杀菌试验

【实验目的】

1. 掌握化学消毒剂的杀菌机制；
2. 验证常用消毒剂的抑菌作用。

【实验原理】

有些化学药品浓度高时能杀灭病原微生物，称为化学消毒剂；浓度低时能抑制细菌生长，称为防腐剂。由于化学消毒剂对人体细胞往往具有毒性作用，故只能外用。不同细菌对不同化学消毒剂具有不同的敏感性。

【仪器和药品】

1. 菌种：葡萄球菌、大肠埃希菌18～24h肉汤培养物（或琼脂斜面培养物）。
2. 化学消毒剂：1%甲紫，2.5%的碘酊，2%的汞溴红，0.1%苯扎溴铵。
3. 培养基：普通琼脂平板。
4. 其他：灭菌圆形滤纸片（直径6mm）、无菌棉签（或接种环）、小镊子。

【实验方法】

1. 取琼脂平板两块，用记号笔分别在其底部注明大肠埃希菌或葡萄球菌，同时将每块平板底部玻璃面画分4等份，分别注明甲紫、碘酊、汞溴红、苯扎溴铵。（图1-15）。

2. 将两种菌的菌液（用无菌棉签）或琼脂斜面培养物（用接种环）分别密集涂布于2块普通琼脂平板表面。

3. 待干后，以灭菌镊子分别夹取无菌滤纸片，分别浸入上述消毒剂后平贴于已涂有细菌的平板表面，使纸片之间间隔一定距离并大致相等，盖上皿盖。

4. 标明日期和试验者后将平板置37℃温箱中培养18～24h。

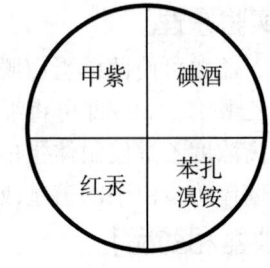

图1-15 化学消毒剂杀菌试验

【实验观察】

观察抑菌环的有无并分别测量四种消毒剂抑菌环的直径，以mm为单位记录之（表1-6）。

表1-6 杀菌试验

消毒剂	抑菌环的直径（mm）	
	葡萄球菌	大肠埃希菌
1%甲紫		
2.5%碘酒		
2%汞溴红		
0.1%苯扎溴铵		

【注意事项】

药敏纸片不要蘸取过多消毒剂，防止外流，且放上后不应移动位置，否则形成抑菌环不规则，影响效果。

【思考题】

1. 化学消毒剂的杀菌机制有哪些？
2. 影响化学消毒剂抑菌杀菌的因素有哪些？

（钟秀丽）

实验三　细菌对药物的敏感性与耐药性试验

一、细菌对药物的敏感性试验

各种致病细菌对化学药物、抗生素等敏感性各异，即使同一种细菌的不同菌株对不同药物的敏感性也常发生改变，甚至出现耐药株，亦即产生耐药性变异。因此，测定细菌对药物的敏感程度，对于临床治疗中选择用药，及时控制感染具有重要意义。

【实验目的】

1. 掌握细菌对药物敏感性试验的方法；
2. 掌握 MIC 值的测定方法；
3. 熟悉细菌对药物敏感性试验的意义。

【实验原理】

目前常用方法是 WHO 推荐的 K-B 法，即琼脂扩散法。其原理是将干燥的浸有一定浓度抗菌药物的滤纸片放在已接种一定量某细菌的琼脂平板上。纸片中的抗菌药物溶解于培养基内，并向四周扩散，药物在琼脂中的浓度随离开纸片的距离增大而降低。同时，经培养后，琼脂上的细菌开始生长，当琼脂内的药物浓度高于细菌的最低抑菌浓度（MIC）时，该细菌的生长受到抑制，在含药纸片的周围形成透明的抑菌环，量取该抑菌环的直径，可测得该细菌对相应药物的敏感度。抑菌环越大，说明细菌对被检抗菌药物越敏感。

测量药物的 MIC，可用稀释法。培养基内抗生素含量按几何级数稀释，各管接种等量适度的细菌，经孵育后，观察能引起抑菌作用的最低抗生素浓度，也即是该药物的 MIC。

（一）纸片扩散法

【仪器和药品】

1. 菌种：葡萄球菌、大肠埃希菌 18~24h 肉汤培养物（或琼脂斜面培养物）。
2. 培养基：MH 琼脂平板（或普通琼脂平板）。
3. 其他：含各种抗生素的直径 6mm 圆形滤纸片（如青霉素、链霉素、红霉素、庆大霉素、卡那霉素）、无菌棉签（或接种环）、小镊子、酒精灯。

【实验方法】

1. 取 MH 琼脂平板（或普通琼脂平板）两块，于其底部玻璃面上注明所接种菌株名称，并将平板底部以记号笔画为 5 等份，分别注明青、链、红、氯、庆大字样（如果是购买的药敏纸片，其上已有标记的则不需标注）。
2. 以无菌棉签（或接种环）取细菌，在培养基表面用密集画线接种法接种细菌。
3. 用小镊子经火焰灭菌，待冷后夹取含抗生素的各种滤纸片，平贴于各相应区中央（每张纸片间间距不少于 24mm，纸片中心距平皿边缘不少于 15 mm），每次贴完纸片后镊子均应经火焰烧灼灭菌，全部贴完后盖上皿盖。注明班级、姓名、日期等。

4. 将上述放好滤纸片的含菌平皿，倒置于37℃温箱中培养18～24h，取出分别测量各纸片抑菌环直径大小，抑菌环的边缘以肉眼见不到细菌明显生长为限，判定其敏感度（图1-16）。

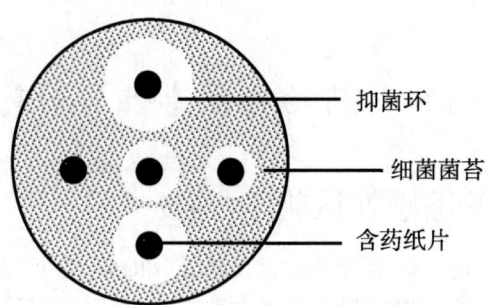

图 1-16　细菌对药物的敏感性试验

5. 抑菌程度判定：非检验专业按照表1-7进行判断即可。

表 1-7　抑菌程度的判定标准

对药物的敏感程度	抑菌环直径（mm）
不敏感	无抑菌环
轻度敏感	<10
中度敏感	10～15
高度敏感	>15

【实验观察】

观察纸片周围有无抑菌环，并测量抑菌环的直径（以mm为单位）（表1-8）。

表 1-8　敏感性实验

标本名称	大肠埃希菌		葡萄球菌	
抗生素	抑菌环直径（mm）	敏感度	抑菌环直径（mm）	敏感度
青霉素				
链霉素				
红霉素				
卡那霉素				
庆大霉素				

【注意事项】

1. 琼脂平板厚度和硬度应适当。
2. 放上含药纸片后不应移动位置，否则形成的抑菌环不规则，影响效果。

【思考题】

1. 细菌药物敏感试验有何实际意义？

2. 细菌药敏试验应注意什么？

（二）稀释法

将一定浓度的抗菌药物进行一系列的不同倍数稀释通常为双倍稀释后，与一定浓度的被试菌株混合，经培养后观察 MIC。有试管稀释法和琼脂稀释法，本实验主要介绍试管稀释法。

【仪器和药品】

1. 培养基：用 M－H 液体培养基。

2. 药物原液的配制：配制各种药物原液的溶剂应根据药物性质进行选择，稀释剂大多为蒸馏水。配制时，需用标准粉剂，并了解其活力，根据活力大小，算出标准粉剂的重量，标准粉剂计算公式如下：

$$A=B\times C/D$$

A：称量标准粉剂的 mg 数；B：稀释剂 ml 数；
C：溶液浓度（$\mu g/ml$）；D：标准粉剂的活力（$\mu g/mg$）。

原液以玻璃滤器或微孔滤膜除菌，小量分装于试管内，标明抗菌药物名称、浓度、制备日期，于 －20℃ 保存。

3. 接种菌的准备：取已分纯的数个细菌菌落移种于 M－H 培养基中，35℃ 孵育 4～6h，链球菌则接种于含血液的水解酪蛋白液体培养基，35℃ 孵育过夜。校正菌液浓度，使其相当于 0.5 麦氏管的浓度，再稀释 100 倍备用。

【实验方法】

1. 稀释药物：将药物贮存液用 M－H 培养基进行倍比稀释，每管液体为 1ml。稀释的范围可根据该药物在血清中可达到的浓度以及治疗的有效浓度来考虑，并根据待检菌株的敏感度予以增加 1～3 个稀释度。

2. 接种菌液：各含药管加入已校正浓度的待检菌悬液，每管 0.05ml，混匀，如此每 ml 药液中含细菌约 10^5，同时接种质控菌株和不含抗菌药物只含菌的阳性对照管，不含抗菌药物和菌液的阴性对照管，置 35℃ 孵育 16～20h，观察结果。

【实验观察】

凡药物浓度管外观清晰者视为无菌生长，无菌生长最高稀释度管的药物浓度即为待检菌的 MIC。先读取阳性及阴性对照管，如果正确，再读取质控菌株的 MIC，如 MIC 在允许范围内（参照药敏试验稀释法标准质控菌株的 MIC 范围），被检菌株的药敏结果才可信。

【思考题】

MIC 值测定法的影响因素？

二、细菌 R 质粒接合转移试验

在细菌的变异中，药物从敏感变成耐药也是经常发生的一种生物学现象。细菌的耐药基因位于染色体上或 R 质粒。有些耐药的细菌，特别是肠道杆菌，带有可传递的耐药性质粒（resistance plasmid，R 质粒），这种耐药性质粒 DNA 可经细菌接合，由供体菌转移给受体菌，使受体菌也获得相应的耐药性。

【实验目的】

1. 掌握试验方法；

2. 了解试验原理。

【实验原理】

供体菌痢疾杆菌耐受链霉素、氯霉素和四环素，受体菌大肠埃希菌耐受利福平。在培养基中加入氯霉素和利福平，痢疾杆菌、大肠埃希菌都不能生长。把痢疾杆菌和大肠埃希菌放在一起接合2h，然后接种在含上述两种药物的培养基中，由于大肠埃希菌获得了耐受氯霉素的耐药基因，因此受体菌能生长。

【仪器和药品】

1. 菌种：供体菌为多重耐药的痢疾杆菌 D_{15} 株，Sm^r、Cm^r、Tc^r（耐链霉素、氯霉素、四环素），受体菌为大肠埃希菌 $K_{12}W_{1456}$ 株，Rif^r（耐利福平）。

2. 培养基：肉汤培养基，伊红亚甲蓝平板（或中国蓝平板），含 $Cm20\mu g/ml$、$Rif100\mu g/ml$ 的伊红亚甲蓝平板（或中国蓝平板）。

【实验方法】

1. 细菌活化

（1）将供、受体菌分别接种于伊红亚甲蓝平板上，37℃过夜。

（2）分别将两种菌转种于1ml肉汤中，37℃培养5~6h。

2. 接合

（1）吸取供、受体菌液各0.02ml于0.5ml肉汤中混匀，37℃水浴中接合2h。

（2）把含Cm+Rif的伊红亚甲蓝平板在底部用记号笔分成3区，每区分别标上供体菌、受体菌及接合菌，在相应区涂供体菌、受体菌和接合菌各0.05ml，置37℃培养过夜。

【实验观察】

在Cm+Rif的伊红亚甲蓝平板上，供、受体菌均不生长，只有接合菌长出较大、不透明的黑紫色（或蓝色）菌落。

附：抗生素滤纸片的制备方法

1. 取直径6mm的圆形滤纸片，每100片置于一小平皿中，121.3℃灭菌20min，再置于烤箱（60~100℃）烘干。

2. 取一定浓度的不同抗生素，分别注入装有无菌滤纸片的小平皿内，每100片加入1ml抗生素，浸泡0.5h后，再置37℃温箱中2~3h干燥。干燥后保存于冰箱中备用。有效期约一年。

表1-9 常用抗生素浓度表

抗生素名称	浓度	标记字样/符号
青霉素	$200\mu g/ml$	青（P）
链霉素	$1mg/ml$	链（S）
红霉素	$1mg/ml$	红（E）
卡那霉素	$200\mu g/ml$	卡（K）
庆大霉素	$40\mu g/ml$	庆（G）

（钟秀丽）

第六章　细菌毒力的测定

构成细菌毒力的物质基础是细菌的侵袭力和毒素。检测细菌的毒素，对于了解细菌的致病性和鉴定致病菌具有重要的意义。

实验　细菌毒素测定

一、鲎试验

内毒素是革兰阴性细菌细胞壁的脂多糖，具有广泛的生物学活性，可引起发热、白细胞反应、休克及DIC等。临床工作中为了确定患者是否发生革兰阴性细菌的感染及确保注射用液体和生物制品质量的安全可靠，都需要进行内毒素检测。鲎试验（Limulus Test）可测出内毒素（0.1～1.0ng/ml），鲎试验具有简便、快速、灵敏等优点。

【实验目的】
1. 掌握鲎试验的方法；
2. 熟悉鲎试验的原理。

【实验原理】
鲎是海洋节肢动物，其多功能血细胞（变形细胞）的溶解物中含有一种可凝性蛋白质，在极微量内毒素存在时可形成凝胶。本试验即利用此原理测定血液或其他样品中的微量内毒素。鲎试剂是从栖生于海洋的节肢动物鲎的蓝色血液中提取变形细胞溶解物，经低温冷冻干燥而成的生物试剂，专用于细菌内毒素检测。

【仪器和药品】
1. 鲎试剂。
2. 标准内毒素（大肠埃希菌内毒素含量100ng/ml）。
3. 待检样品（注射液、血液或细菌培养上清液等）。
4. 无热原质的吸管、小试管、蒸馏水。
5. 37℃水浴箱。

【实验方法】
1. 取3支鲎试剂安瓿，打开后，各加入0.1ml蒸馏水溶解，并编号①、②、③。
2. 向①、②、③安瓿中分别加入待检样品、标准内毒素、蒸馏水各0.1ml。②安瓿为阳性对照，③安瓿为阴性对照。
3. 垂直放入37℃水浴箱中，15～30min取出观察结果。

【实验观察】
1. 将安瓿从水浴箱中取出，倾斜45°，记录结果。
＋：管内凝胶坚实不变形。
－：管内液体无变化或凝胶不能保持完整并从管壁滑脱。

2. 阳性者表示内毒素阳性。

【注意事项】

水浴箱要放置在固定不易受到振动的地方，保温过程中不可随时取出观察。

【思考题】

鲎试验的原理及注意事项有哪些？

二、破伤风痉挛毒素与抗毒素中和试验

外毒素毒性很强，具有组织选择作用，不同细菌外毒素的毒性不同，可引起特定的临床症状。检测细菌外毒素有利于疾病的诊断。

【实验目的】

1. 掌握外毒素的检测方法；
2. 熟悉试验原理。

【实验原理】

外毒素的免疫原性很强，可诱导机体产生抗毒素。若事先给机体注射抗毒素，可有效地中和外毒素的毒性作用，防止疾病的发生。

【仪器和药品】

1. 药品　破伤风抗毒素（1000U/ml）、破伤风痉挛毒素、白喉抗毒素（1000U/ml）。
2. 动物　小白鼠 3 只。
3. 其他　无菌注射器、针头、饲养罐等。

【实验方法】

1. 取健康小白鼠 3 只标以不同颜色。
2. 第 1 只，于尾根部皮下注射破伤风痉挛毒素 0.2ml。
3. 第 2 只先由腹腔注射破伤风抗毒素 0.2ml，0.5h 后于尾根部皮下注射破伤风痉挛毒素 0.2ml。
4. 第 3 只小白鼠先由腹腔注入白喉抗毒素 0.2ml，0.5h 后于尾根部皮下注射破伤风痉挛毒素 0.2ml。
5. 放饲养罐中 12～24h 观察结果。

【实验观察】

1. 第 1、3 只小白鼠出现尾部僵直竖起、后腿肌肉痉挛。
2. 第 2 只小白鼠无此反应，不发病，称为保护性试验阳性。

【思考题】

1. 破伤风痉挛毒素的作用机制。
2. 第 2 只小白鼠为什么不发病？

（马淑霞）

第七章 病原性球菌

球菌（coccus）是细菌中的一大类，在自然界分布广泛。多数球菌对人体不致病，仅少数球菌可以引起人类感染，这类球菌称为病原性球菌（pathogenic coccus）。常见的病原性球菌，根据革兰染色特性不同，可分为革兰阳性的葡萄球菌、链球菌、肺炎链球菌及革兰阴性的脑膜炎奈瑟菌、淋病奈瑟菌等。这类球菌能引起人类化脓性感染，故又名化脓性球菌。这些细菌在形态、排列、菌落特点、营养要求、生化反应及药物敏感性上各不相同，可作为鉴别依据。

实验一 脓液中化脓性球菌的分离鉴定

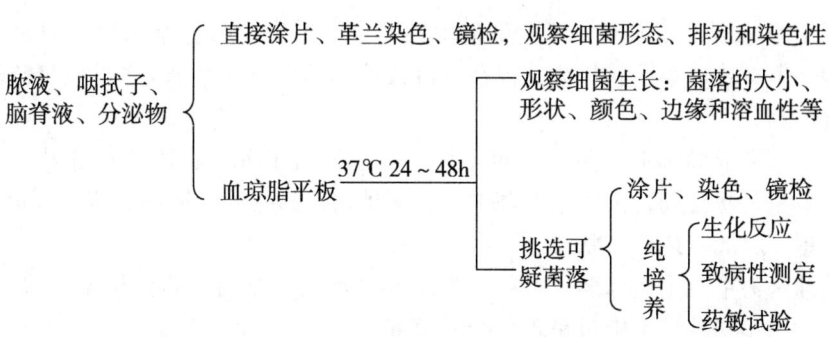

图 1-17 病原性球菌的分离与鉴定程序

革兰阴性：由脑脊液标本中发现中性粒细胞内、外有革兰阴性双球菌，可初步诊断为脑膜炎奈瑟菌。由泌尿生殖道的脓性分泌物标本中发现中性粒细胞内具有革兰阴性双球菌可初步诊断为淋病奈瑟菌。

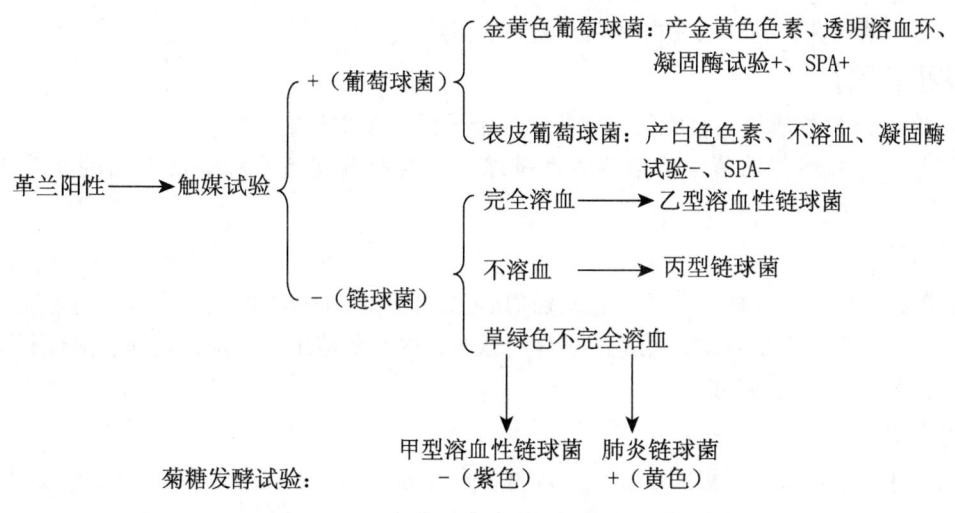

图 1-18 常见革兰阳性化脓性球菌及鉴定程序

一、病原性球菌的形态观察

【实验目的】

掌握葡萄球菌、链球菌、肺炎链球菌、脑膜炎奈瑟菌、淋病奈瑟菌的形态及染色性。

【仪器和药品】

1. 标本：葡萄球菌、链球菌、脑膜炎奈瑟菌、淋病奈瑟菌革兰染色标本片；肺炎链球菌荚膜染色标本片。
2. 其他：显微镜、香柏油、二甲苯。

【实验方法】

镜下观察葡萄球菌、链球菌、肺炎链球菌、脑膜炎奈瑟菌、淋病奈瑟菌的革兰染色示教片，注意它们的染色特性、形态和排列，并注意观察脑膜炎奈瑟菌、淋病奈瑟菌在中性粒细胞内外的情况和肺炎链球菌的荚膜。

【实验观察】

葡萄球菌呈球形或类球形，革兰染色阳性，直径约为 $1\mu m$。细菌繁殖时呈多个平面的不规则分裂，散在或成小簇状排列。但在脓液或液体培养基中生长，常呈双球或短链排列，易被误为链球菌。

链球菌呈球形或椭圆形，革兰染色阳性，直径约为 $1\mu m$。在固体培养基上呈单个或成双排列，较少呈链状排列；肉汤培养基中呈长链排列；从脓液、尿液、痰液等标本中直接涂片镜检，呈单个、成双或短链状排列。

肺炎链球菌为革兰阳性球菌，直径约为 $1\mu m$。常成双排列，菌体呈矛头状，宽端相对，尖端向外。在脓、痰液标本中可呈现单个或短链状。

脑膜炎奈瑟菌和淋病奈瑟菌均为革兰阴性双球菌，直径为 $0.6\sim0.8\mu m$，常呈肾形或豆形，凹面相对，凸面相背，且多在中性粒细胞内分布。

二、病原性球菌在血平板上菌落的特点

【实验目的】

熟悉葡萄球菌、链球菌在血平板上菌落的特点。

【仪器和药品】

1. 金黄色葡萄球菌与表皮葡萄球菌血琼脂平板 37℃24h 培养物。
2. 甲型溶血性链球菌、乙型溶血性链球菌、丙型链球菌及肺炎链球菌的血琼脂平板 37℃24h 培养物。

【实验方法】

菌落特性观察：观察金黄色、表皮葡萄球菌在血琼脂平板上的菌落特征，重点观察菌落的颜色及溶血性。观察甲型、乙型溶血性链球菌、丙型链球菌及肺炎链球菌在血琼脂平板上的菌落特征，重点观察溶血性。

【实验观察】

葡萄球菌在血琼脂平板上生长，形成直径约 2 mm、圆形、表面光滑且边缘整齐的菌落。金黄色葡萄球菌菌落表面呈现金黄色，周围可见透亮的溶血环；表皮葡萄球菌菌落呈现白

色，周围未见明显溶血环。

链球菌在血琼脂平板上生长，形成灰白色、半透明、圆形略扁、表面光滑、边缘整齐且直径 0.5～0.75 mm 的细小菌落。甲型溶血性链球菌菌落周围有 1～2 mm 的草绿色溶血环（α溶血环）；乙型溶血性链球菌菌落周围形成 2～4 mm 宽、界限分明且完全透明的无色溶血环（β溶血环）；丙型链球菌菌落周围无溶血环；肺炎链球菌可形成草绿色的 α 溶血环，与甲型溶血性链球菌很相似。

三、触酶活力试验

【实验目的】

掌握葡萄球菌及链球菌触酶试验结果的判定。

【实验原理】

葡萄球菌能产生触酶（过氧化氢酶），能催化过氧化氢（H_2O_2）放出初生态氧，继而形成氧分子，出现气泡；链球菌不能产生触酶（过氧化氢酶），借此可鉴别这两种细菌。

【仪器和药品】

1. 菌种：葡萄球菌、链球菌 24h 纯培养物。
2. 试剂：3% H_2O_2、无菌生理盐水、无菌玻片 2 张、滴管 2 支、取菌环、酒精灯。

【实验方法】

1. 取洁净玻片一张，左、右两侧各滴加 3% H_2O_2 一滴，以取菌环分别取葡萄球菌和链球菌培养物少许，在 H_2O_2 中磨匀，作用 30s 左右观察结果（图 1-19，A）。如出现气泡为阳性反应。

2. 另外取洁净玻片一张，左、右两侧各滴加无菌生理盐水一滴，以取菌环分别取葡萄球菌和链球菌培养物少许，如上述做对照试验（图 1-19，B）。

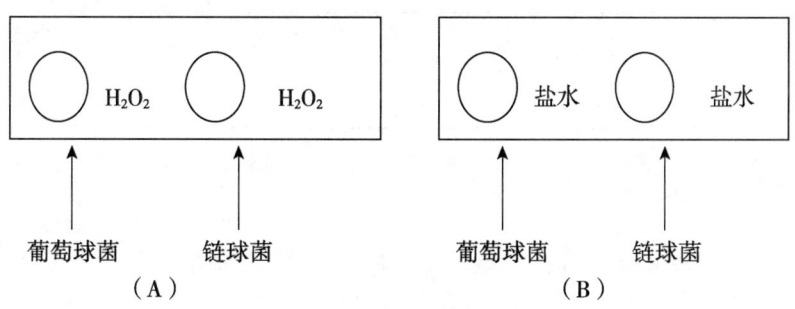

图 1-19 触酶活力试验的方法

【实验观察】

由于葡萄球菌具有触酶，故加入葡萄球菌的 H_2O_2 液滴中出现气泡，而加入链球菌的 H_2O_2 液滴中未有明显现象发生。而盐水对照组中亦未出现明显变化。

【注意事项】

1. 试验应用的过氧化氢，浓度不宜过高，如浓度过高，则易出现假阳性结果。
2. 培养物不应含有血液或其他液体，因为血液和体液中含有触酶，容易出现假阳性结果。

四、葡萄球菌血浆凝固酶试验

【实验目的】

1. 掌握血浆凝固酶试验的方法；
2. 熟悉血浆凝固酶试验的结果判定标准。

【实验原理】

血浆凝固酶是鉴别葡萄球菌有无致病性的重要标准，大多数金黄色葡萄球菌能产生此酶。此酶的作用类似凝血酶原，在血浆中激活剂的作用下，可使血浆中的纤维蛋白原转变为不溶性的纤维蛋白，从而导致血浆凝固（呈现块状或颗粒状）。兔或人血浆中均存在凝固酶反应因子，故金黄色葡萄球菌血浆凝固酶能使含有枸橼酸钠或肝素抗凝剂的人或兔血浆发生凝固。血浆凝固酶分为结合凝固酶和游离凝固酶两种，可分别用玻片法和试管法测定。

【仪器和药品】

1. 菌种：金黄色葡萄球菌、表皮葡萄球菌 18~24h 培养物；
2. 其他：兔（或人）血浆、生理盐水、玻片、试管。

【实验方法】

1. 玻片法（图 1-20）

（1）取洁净玻片 1 张，分为左、中、右三部分，右端加生理盐水 2~3 接种环，左、中端各加兔血浆 1~2 接种环。

（2）用接种环取金黄色葡萄球菌落少许，在生理盐水中混匀，然后再取金黄色葡萄球菌、表皮葡萄球菌少许与血浆混匀。

（3）1~2min 内如血浆中出现明显凝集颗粒，而生理盐水中细菌无自凝现象，即本实验阳性。

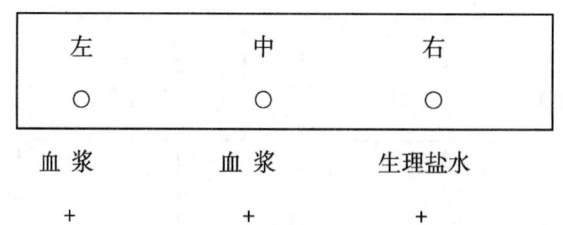

图 1-20 凝固酶试验（玻片法）

2. 试管法

（1）取试管 2 支，各加 1∶4 稀释的血浆 0.5ml。

（2）于其中 1 支试管加入培养 24h 的金黄色葡萄球菌悬液 0.5ml，于另 1 支试管加入培养 24h 的表皮葡萄球菌悬液 0.5ml。置 37℃水浴 30min 后观察结果。

【实验观察】

玻片法：左端和右端细菌呈均匀混浊，而中段细菌呈块状或颗粒状凝固现象，即判定为血浆凝固酶阳性。

试管法：金黄色葡萄球菌的试管中血浆凝固，为凝固酶阳性；表皮葡萄球菌的试管中血浆不凝固，为阴性。

五、协同凝集试验

【实验目的】

掌握协同凝集试验的原理、方法及结果判定的标准。

【实验原理】

葡萄球菌细胞壁成分中的 A 蛋白（SPA）能与人及多种哺乳动物（如猪、兔、豚鼠等）血清中的抗体 IgG1、2、4 的 Fc 段发生非特异性的结合，成为致敏的载体颗粒。IgG 的 Fc 段与 SPA 结合后，两个 Fab 段暴露在葡萄球菌菌体表面，仍保持其正常的抗体活性和特异性，当与特异性抗原相遇时，出现肉眼可见的凝集现象，这种简单、快速的协同凝集试验已广泛地应用于多种微生物抗原的检测。

【仪器和药品】

1. 菌种：金黄色葡萄球菌国际标准菌株 Cowan I（含 A 蛋白），变形杆菌 OX_{19} 株 24h 琼脂斜面培养物。

2. SPA 菌稳定液、SPA 菌诊断液。

3. 无菌生理盐水。

4. 载玻片、滴管、接种环、牙签等。

【实验方法】

1. 将载玻片分成 3 格，编号为 1、2、3，于第 1、2 格分别加 1 滴 SPA 菌诊断液，第 3 格加 1 滴未致敏的 SPA 菌稳定液。

2. 于第 1、3 格分别加 1 滴变形杆菌 OX_{19} 株 18~24h 琼脂斜面培养物，第 2 格加 1 滴生理盐水，分别用牙签混匀，2~3min 内观察结果。

【实验观察】

第一格内金黄色葡萄球菌凝集成清晰可见的颗粒，液体澄清，为阳性反应结果；第 2、3 格为对照，应无凝集。可根据下面标准确定凝集的强弱，以"2+"以上判断为阳性。

++++：很强，液体澄清透明，金黄色葡萄球菌凝集成粗大颗粒。

+++：强，液体透明，金黄色葡萄球菌凝集成较大颗粒。

++：中等强度，液体稍透明，金黄色葡萄球菌凝集成小颗粒。

+：弱，液体稍混浊，金黄色葡萄球凝集成可见颗粒。

-：不凝集，液体混浊，无凝集颗粒可见。

【注意事项】

1. 试验前仔细检查所用试剂本身有无自凝现象或出现细小颗粒，以免影响结果观察或导致错误结果。

2. 加变形杆菌 OX_{19} 株培养物时应先加第 3 格，再加第 1 格。以免将 SPA 菌诊断液带入到 SPA 菌稳定液中影响实验结果。

3. 协同凝集试验的特异性取决于致敏免疫血清的特异性，其凝集反应的强度取决于免疫血清效价。故应选择特异性强和效价高的免疫血清制备 SPA 菌诊断液。

4. SPA 与各种属 IgG 的亲和力有所不同，与猪 IgG 结合力最强，依次为狗、兔、人、猴、豚鼠、小鼠和牛；与绵羊和大鼠的 IgG 结合力较弱，而与牛犊、马、山羊和鸡 IgG 不起反应。因此制备 SPA 菌诊断液所用的免疫血清种属要选择适宜的动物。

5. 为排除非特异性凝集所造成的假阳性，每次试验应同时设置严格的对照。

附：SPA 菌稳定液及 SPA 菌诊断液的制备

1. SPA 菌稳定液的制备

取 Cowan I 菌种接种在液体培养基内，经 37℃培养 18~24h，再转种在固体培养基上，使菌液布满整个表面，再经 37℃培养 18~20h。用灭菌生理盐水洗下菌苔，以 3000r/min 离心 15min，弃去上清液，再用灭菌生理盐水将菌沉淀悬浮后离心，如此反复洗涤菌体 2 次，然后用含 0.5%甲醛的 0.01mol/L，pH 值 7.4 的 PBS 制成 10%的菌悬液（V/V），于室温放置 3h 或过夜。再将上述菌悬液于 56℃（或 80℃）水浴中加热 30min，迅速冷却后，再用 PBS 洗涤离心 3 次，再用 pH 值为 7.4 的 PBS 制成 10%的菌悬液（V/V），于 4℃冰箱保存。

2. SPA 菌诊断液的制备

取上述已制备的 SPA 菌稳定液 1ml，离心弃去上清，再用 PBS 洗菌体 1~2 次，最后用 PBS 恢复至 1ml，悬浮菌体，然后取上述高免血清 0.1ml 在 56℃水浴中作用 30min 后，与前 1ml 悬浮菌体混合摇匀，置 37℃水浴中作用 30min，期间应经常摇动，使菌体呈悬浮状态。水浴终止后，将抗体与 SPA 混合液以 3000r/min 离心 15min，弃上清，取沉淀再用 PBS 悬浮，离心洗涤 2 次，加入含 0.01%~0.05%NaN$_3$ 的 PBS10ml，即为 1%标记的 SPA 菌诊断液。取该诊断液 1 滴加在载玻片上与其抗血清相应的细菌菌液或抗原液混匀后，数分钟后可观察到清晰可见的凝集颗粒，而未用抗血清标记的 SPA 菌悬液与细菌液或抗原液混合后无凝集颗粒出现，说明 SPA 诊断液合格。

（王　君）

实验二　抗链球菌溶血素"O"试验

【实验目的】

掌握抗"O"试验的原理。

【实验原理】

A 族链球菌产生的链球菌溶血素 O（SLO）有溶血作用。SLO 具有强抗原性，能刺激机体产生较高水平的抗"O"抗体并保持数月至数年。如血清内该抗体效价显著增高，常提示机体近期受过或反复受过溶血性链球菌感染。故抗"O"测定可作为溶血性链球菌感染的辅助诊断。抗"O"试验的效价是指完全不溶血之血清的最高稀释度，一般正常人其效价在 1：500 以内，含量最高≥500 有诊断意义。

抗"O"试验分传统法和胶乳法两种。目前临床上常采用胶乳试验代替传统中和反应。ASO 胶乳试剂系羧化聚苯乙烯胶乳与溶血素"O"交联的产物。

【仪器与药品】

1. ASO 胶乳试剂，用时摇匀。
2. 溶血素"O"溶液，用时摇匀。

3. 阳性控制血清和阴性控制血清（已经稀释灭活，可直接使用）。

4. 待检血清。

【实验方法】

操作方法简示如图1-21。

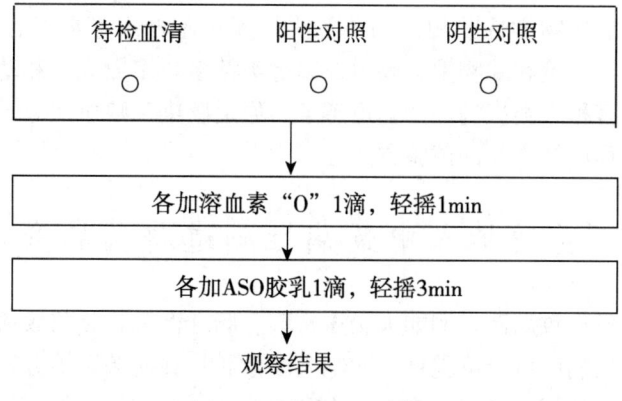

图1-21 抗"O"试验

【实验观察】

1. 阳性血清：出现清晰均匀的胶乳颗粒。

2. 阴性血清：不出现清晰均匀的胶乳颗粒。

3. 待检血清（1∶50）：如出现清晰均匀的胶乳颗粒，则 ASO IU/ml≥500；如不出现清晰均匀的胶乳颗粒，则 ASO IU/ml＜500。

【注意事项】

1. 做 ASO 胶乳凝集试验时，当加入 ASO 胶乳后，轻摇至规定的时间应立即记录实验结果，超过规定时间才出现的凝集不作为阳性。

2. 如标本发生溶血、高胆红素、高胆固醇血液，类风湿因子以及标本被细菌感染都会影响实验结果。

3. 胶乳试剂不可冻存，宜放 4℃冰箱中，有效期为 1 年，用前摇匀。

4. 室温低于 10℃，在加胶乳试剂后应延长反应时间 1min。

【思考题】

1. 为何具有血浆凝固酶的葡萄球菌致病性较强？

2. α溶血和β溶血的本质是什么？

3. 致病性葡萄球菌的生物学特性有哪些？

4. 抗"O"效价升高说明什么，为什么？

（王 君）

第八章 肠道杆菌的分离与鉴定

肠道杆菌是一大群生物学性状相似的革兰阴性无芽胞杆菌，常寄居于人或动物的肠道内，也广泛分布于水、土壤和腐物中。肠道杆菌种类繁多，多数为人和动物肠道中的正常菌群，但它们也能引起多种人类疾病，如肠道感染、尿道感染和败血症等。本综合实验将介绍肠道杆菌的分离鉴定程序及主要的试验方法。

实验一 粪便标本中致病性肠道杆菌的分离鉴定

肠道中存在很多条件致病菌，例如大肠埃希菌、肠球菌等，其与肠道致病菌的主要区别之一是：大多数条件致病菌可分解乳糖，而绝大多数肠道致病菌则不分解乳糖。故分离肠道致病菌多用含乳糖的弱选择性鉴别培养基，如麦康凯（MCK）琼脂、伊红亚甲蓝琼脂平板（EMB），以及对大肠埃希菌等条件致病菌有较强抑制作用、而又有利于肠道某些致病菌（如沙门菌及志贺菌）生长繁殖的强选择性鉴别培养基（如SS琼脂）。本实验主要介绍疑为沙门菌或志贺菌感染者或带菌者的粪便标本（或直肠拭子）中致病菌的分离和鉴定。如做进一步鉴定需进行一系列的生化反应试验，如葡、乳、麦、甘、蔗五糖发酵试验，IMViC试验，硫化氢试验，尿素分解试验及血清学诊断等。

【实验目的】
1. 掌握粪便标本中肠道病原菌的分离和鉴定程序；
2. 熟悉肠道病原菌、条件致病菌和非病原菌在MCK平板、伊红亚甲蓝琼脂平板（EMB）、SS平板上的菌落特征；
3. 了解肠道杆菌的主要生化反应。

【实验原理】
肠道杆菌都是革兰阴性菌，菌体两端钝圆，无芽胞，多数有鞭毛（用一般染色法不能见到），故肠道杆菌的染色镜检只能初步判断，不能作为肠道杆菌之间的鉴别依据。肠道杆菌营养要求不高，在普通培养基上能生长，大多形成中等大小、表面光滑形态相似的菌落，因而也不能作为鉴别的依据。但它们的生化反应活泼，对糖和蛋白质可产生不同的代谢产物，可借生化反应鉴别各种肠道菌，特别是肠道致病菌一般不分解乳糖，而非致病菌多数分解乳糖，临床上常用此特性分离肠道致病菌。在选择和鉴别培养基上，大肠埃希菌因分解乳糖产酸可使指示剂变色，形成较大、不透明的有色菌落；而致病菌不分解乳糖（24h内），形成较小、半透明的无色菌落。大多数肠道杆菌（包括致病菌和非致病菌）都能分解葡萄糖，但有的产酸，有的产酸又产气，可对分离的细菌做初步鉴定，常用的培养基为双糖培养基。如果在双糖管斜面层培养基内，加有硫酸亚铁，即为双糖铁培养基，并可同时观察产生H_2S情况。

【仪器和药品】
1. 标本：患者的粪便或肛门（直肠）拭子。

2. 培养基：伊红亚甲蓝琼脂平板、双糖铁培养基、麦康凯和 SS 琼脂平板、蛋白胨水、尿素培养基，葡、乳、麦、甘、蔗单糖管及醋酸铅。

3. 盛有粪便标本或肛门（直肠）拭子的无菌试管。

4. 各种生化反应培养基及试剂。

5. 四硫磺酸盐（TT）增菌液、革兰阴性杆菌（GN）增菌液。

6. 沙门菌多价"O"（A～F组）及单价"O"的诊断血清、"H"因子诊断血清、志贺菌多价及单价诊断血清。

【实验方法】

（一）粪便标本的细菌学检查程序（图 1-22）

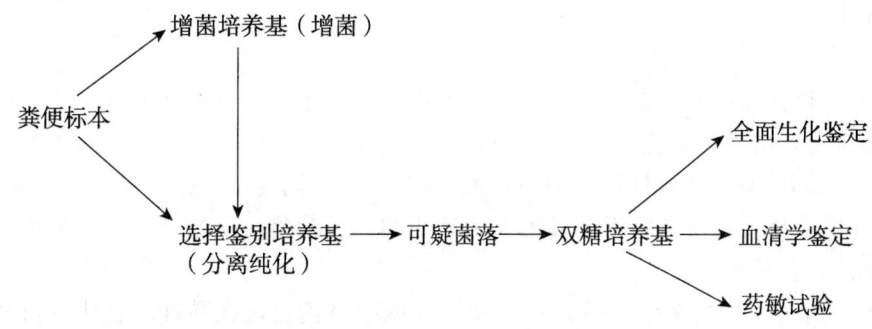

图 1-22　粪便标本的细菌学检查程序

1. 增菌及分离培养：将疑为沙门菌感染患者或带菌者之粪便标本接种至 TT 增菌液中；疑为痢疾患者或带菌者的粪便标本接种至 GN 肉汤增菌液中，置 37℃ 培养 6～8h 进行增菌。根据标本性状，估计标本中细菌数量较多，可省去此步，直接分离培养，即将标本分别直接划线接种于麦康凯和 SS 琼脂平板等强选择培养基上，置 37℃ 培养 18～24h（每一个标本同时接种一个强选择培养基和一个弱选择培养基）。

2. 生化反应鉴定：第 2 天观察平板上有无可疑菌落，用接种针于上述平板中挑取单个可疑菌落（无色、半透明、光滑、较小）2～3 个，分别接种 2～3 管双糖培养基内，置 37℃ 培养 18～24h。第 3 天观察细菌生长情况，根据表 1-10 初步鉴定。然后取双糖培养基上的菌落进行系列生化鉴定。

表 1-10　不同肠道细菌在双糖培养基培养结果

序号	上层（乳糖）	下层（葡萄糖）	动力	可能结果
1	⊕	⊕	有	大肠埃希菌
2	－	＋	有	伤寒杆菌
3	－	⊕	有	其他沙门菌
4	－	＋	无	志贺菌
5	＋	＋	无	肠球菌

3. 血清学最终鉴定：根据双糖培养基及系列生化反应结果判断。

（1）初步鉴定结果为沙门菌属，则取双糖培养基斜面上菌苔与多价"O"（A～F组）诊断血清做玻片凝集试验，如凝集即为沙门菌属，然后分别与 A～F 组的单价"O"的诊断血清做玻片凝集试验以定组,最后以"H"因子诊断血清做玻片凝集试验以定型(种)。

(2) 根据双糖培养基及系列生化反应结果判断,初步鉴定结果为志贺菌属,则取菌苔与志贺菌多价诊断血清做玻片凝集试验以定组,必要时可用因子诊断血清定型。

(二) 直肠拭子标本的细菌学检查程序

1. 取直肠拭子标本涂布伊红亚甲蓝琼脂平板上,再以灭菌接种环画线分离,置37℃培养。标本置4℃冰箱保存,待报告发出后再废弃。

2. 取伊红亚甲蓝琼脂平板观察有无半透明、较小的可疑菌落,挑取单个可疑菌落接种于半固体双糖铁培养基上(每一标本应接种1~2支双糖铁培养基)。

3. 观察细菌在双糖铁培养基上生长情况。

【实验观察】

1. 菌落形态

(1) EMB 培养基:大肠埃希菌菌落呈紫黑色或紫红色,具有金属光泽;不分解乳糖的致病性肠道细菌,菌落为无色。

(2) MCK 培养基:在酸性环境中为黄色,在碱性环境中呈红色。

(3) SS 培养基:大肠埃希菌形成大而不透明的红色菌落;伤寒沙门菌、痢疾志贺菌形成中等大小淡黄色菌落。

2. 双糖铁培养基上细菌生长特性:在碱性环境中呈黄色,在酸性环境中为红色;下层为葡萄糖;上层为乳糖、硫酸亚铁,气体产生;H_2S产生(硫化铁黑色沉淀),有动力。黑色沉淀越多,表示生成的硫化氢量也越多。

3. 粪便标本的细菌学检验

(1) 初步鉴定结果为沙门菌属,做玻片凝集试验,如凝集即为沙门菌属。必要时可用因子诊断血清定型。

(2) 初步鉴定结果为志贺菌属的,做玻片凝集试验以定组,必要时可用因子诊断血清定型。

4. 直肠拭子标本的细菌学检查

(1) 分解葡萄糖、乳糖产酸产气,有动力者,鉴定为大肠埃希菌。

(2) 分解葡萄糖产酸、产气或不产气,不分解乳糖、有动力者,可能为沙门菌,可用伤寒、副伤寒诊断血清做玻片凝集试验,凝集则初步鉴定为沙门菌。如必要时再做进一步鉴别,即将双糖铁培养基上的细菌接种于葡萄糖、麦芽糖、乳糖、甘露醇、蔗糖、阿拉伯胶糖、木胶糖、鼠李糖、卫矛醇发酵管,蛋白胨水、醋酸铅培养基、尿素培养基,经37℃培养后,根据该菌的生化反应结果,再与有关的"O"因子诊断血清作玻片凝集定组,最后以"H"因子诊断血清作玻片凝集定型。

(3) 分解葡萄糖产酸、不产气,不分解乳糖、无动力者,可能为痢疾杆菌,自双糖铁培养基斜面上取菌分别与志贺痢疾杆菌诊断血清、福氏痢疾杆菌多价诊断血清、鲍氏痢疾杆菌多价诊断血清、宋内氏痢疾杆菌诊断血清作玻片凝集,以定菌群;必要时可分别用因子血清定菌型,也可用生化反应(甘露醇、乳糖、卫矛醇、山梨醇、蛋白胨水)结果证实。

【注意事项】

1. 粪便标本中细菌种类很多,故应根据检查的目的不同选择适宜的培养基或用适当方法处理,尽可能地抑制杂菌,以利于病原菌的检出。粪便标本的采集也应遵循无菌操作的原则。

2. 采样的时期应合适。疑似痢疾患者应在发病初期、用药前采取标本，粪便标本采集时应挑取无尿液污染的有脓血、黏液部分的粪便2~3g（液状粪便可挑取絮状物），盛于无菌容器内送检。在无法获得粪便时，可采用直肠拭子。疑为伤寒患者应在发病2~3周内采集粪便标本。

3. 粪便标本如不能立即送检，可将标本放入甘油盐水保存液中，或保存于冰箱内（勿超过2h）。

4. 若为较典型的沙门菌生化反应，但与A~F组多价"O"诊断血清又不发生凝集反应，应考虑可能为有Vi抗原的沙门菌，可将菌制成悬液以100℃加热30min除去Vi抗原后，再作血清学鉴定。同理，如为较典型的志贺菌生化反应又不与其多价诊断血清发生凝集，则可用同样方法100℃加热1h以破坏K抗原，再作玻片凝集反应鉴定。

【思考题】

假设大肠埃希菌、伤寒杆菌、乙型副伤寒杆菌和痢疾杆菌混杂在肉汤培养基中，你怎样把它们分离出来，使各自成为纯培养物？

附：肠道鉴别培养基的配方

1. 麦康凯培养基（MCK）

原理：麦康凯是一种常用的鉴别培养基，它主要通过乳糖发酵鉴别肠道致病菌，还能抑制革兰阳性菌生长，发酵乳糖的细菌能使培养基变红，这是因为细菌发酵乳糖产酸而使培养基的pH值变成酸性的。不发酵乳糖的细菌没有颜色的变化。麦康凯抑制阳性菌的生长，是因为其中加了结晶紫。

成分：蛋白胨17g，胨胨3g，猪（牛、羊）胆盐5g，NaCl 5g，琼脂17g，蒸馏水1000ml，乳糖10g，0.01%结晶紫水溶液10ml，0.5%中性红水溶液5ml。

制法：将蛋白胨、胨胨、胆盐和NaCl溶于400ml蒸馏水内，校正pH值至7.2。将琼脂于600ml蒸馏水中煮沸溶解。合并两液，分装于烧瓶内，121℃灭菌15min备用。临用时加热溶化上述琼脂，趁热加入乳糖。冷至50~55℃时加入结晶紫和中性红水溶液，摇匀后倾注平板。

注：结晶紫和中性红水溶液配好后须经高压灭菌。

2. 克氏双糖铁琼脂（KIA）

原理：KIA琼脂中含有乳糖，浓度是葡萄糖的10倍，细菌分解糖可产酸，使酚红指示剂变色；硫代硫酸钠可供给细菌产生硫化氢所需要的硫，铁盐可与硫化氢反应，生成黑色沉淀。

成分：

（1）上层培养基成分：血消化汤（pH=7.6）500ml，琼脂6.5g，硫代硫酸钠0.1g，硫酸亚铁铵0.1g，乳糖10g，0.2%酚红溶液5ml。

（2）下层培养基成分：血消化汤（pH=7.6）500ml，琼脂2g，葡萄糖1g，0.2%酚红溶液5ml。

制法：取血消化汤按上层和下层的琼脂用量，分别加入琼脂，加热溶解。分别加入其他各种成分。将上层培养基分装于烧瓶内；将下层培养基分装于灭菌的12mm×100mm试管内，每管约2ml。115℃高压灭菌10min。将上层培养基放在56℃水浴箱内保温；将下层培养基直立室温放置，使其凝固。等下层培养基凝固后，以无菌操作将上层培养基分装于下层培养基的上面，每管约1.5ml并放成斜面。

3. 三糖铁琼脂（TSI）

成分：蛋白胨20g，硫代硫酸钠0.2g，乳糖10g，蒸馏水1000ml，硫酸亚铁铵0.2g，蔗糖10g，酚红0.025g，NaCl 5g，牛肉膏5g，琼脂12g，葡萄糖1g，pH＝7.4。

制法：将除琼脂和酚红以外的各种成分溶解于蒸馏水中，校正pH值。加入琼脂，加热煮沸以溶化琼脂。加入0.2%酚红水溶液12.5ml，摇匀。分装试管，装量宜多些，以便得到较高的底层。121℃高压灭菌15min后放置高层斜面备用。

4. 伊红亚甲蓝培养基（EMB培养基）

原理：EMB培养基含有伊红和亚甲蓝两种染料作为指示剂。蛋白胨提供细菌生长繁殖所需的氮源、维生素和氨基酸，乳糖提供发酵所需的碳源，磷酸氢二钾维持缓冲体系，伊红和亚甲蓝抑制绝大部分革兰阳性菌的生长。琼脂是凝固剂。大肠埃希菌可发酵乳糖产酸造成酸性环境时，这两种染料结合形成复合物，使大肠埃希菌菌落带金属光泽的深紫色，而与其他不能发酵乳糖产酸的微生物区分开。沙门菌形成无色菌落。金黄色葡萄球菌基本上不生长。

成分：蛋白胨水琼脂培养基100ml，20%乳糖溶液2ml，2%伊红水溶液2ml，0.5%亚甲蓝水溶液1ml。

制法：将已灭菌的蛋白胨水琼脂培养基（pH＝7.6）加热溶化，冷却至60℃左右时，再把已灭菌的乳糖溶液、伊红水溶液及亚甲蓝水溶液按上述量以无菌操作加入。摇匀后，立即倒平板。乳糖在高温灭菌易被破坏必须严格控制灭菌温度，一般是70kPa，115℃灭菌20min。

5. SS培养基

原理：胨、牛肉粉提供碳源、氮源、维生素和矿物质；乳糖、葡萄糖为可发酵的糖类；三号胆盐、枸橼酸钠和煌绿抑制革兰阳性菌及大多数的大肠菌群和变形杆菌，但不影响沙门菌的生长；硫代硫酸钠和枸橼酸铁用于检测硫化氢的产生，使菌落中心呈黑色；中性红为pH指示剂，发酵糖产酸的菌落呈红色，不发酵糖的菌落为无色。

（1）基础培养基

成分：牛肉膏5g，胨5g，三号胆盐3.5g，琼脂17g，蒸馏水1000ml。

制法：将牛肉膏、胨和胆盐溶解于500ml蒸馏水中，将琼脂溶于500ml蒸馏水中，两液混合，121℃灭菌15min备用。

（2）完全培养基

成分：基础培养基1000ml，乳糖10g，枸橼酸钠8.5g，$Na_2S_2O_3$ 8.5g，10%枸橼酸铁溶液10ml，1%中性红溶液2.5ml，0.1%煌绿溶液0.33ml。

制法：加热熔化基础培养基，按比例加入上述染料以外的各成分，充分混合均匀，校正pH值为7.0，加入中性红和煌绿溶液，倾注平板。

注：制好的培养基宜当日使用，或保存于冰箱内于48h内使用；煌绿溶液配好后应在10d以内使用。

（吕丽艳）

实验二 肥达反应

【实验目的】

1. 掌握肥达反应的原理及结果分析；
2. 熟悉肥达反应的方法及结果判定。

【实验原理】

肥达反应是一种试管凝集反应。用已知的伤寒沙门菌鞭毛抗原（H）及菌体抗原（O）、甲型副伤寒沙门菌鞭毛抗原（A）、肖氏沙门菌鞭毛抗原（B）与患者血清做定量凝集试验，用以协助诊断肠热症。

【仪器和药品】

1. 伤寒沙门菌鞭毛抗原（H）、伤寒沙门菌菌体抗原（O）、甲型副伤寒沙门菌鞭毛抗原（A）、肖氏沙门菌鞭毛抗原（B）。
2. 患者血清、生理盐水等。
3. 56℃水浴箱、小试管、试管架等。

【实验方法】

（一）试管凝集法

1. 于试管架上放 4 排小试管，每排 8 支。
2. 稀释待检患者血清：取一中试管，加生理盐水 3.8ml 和患者血清 0.2ml，充分混匀，此时血清稀释度为 1∶20，吸此血清 2ml 分别加入每排的第 1 管中，每管 0.5ml。此时中试管内剩余稀释血清 2ml，再加入生理盐水 2ml，使之稀释成 1∶40。再加入每排的第二管中，每管 0.5ml。以此类推，将中试管内剩余血清依次作倍比稀释，并依次将稀释血清加至每排第 3 至 7 管中，则每排各管的血清稀释度为 1∶20、1∶40、1∶80、1∶160、1∶320、1∶640、1∶1280。每排第 8 管不加血清，只加 0.5ml 生理盐水作为对照。
3. 加入菌液：由第 8 管开始向前加入诊断菌液：

第一排各管加入伤寒沙门菌（H）菌液 0.5ml

第二排各管加入伤寒沙门菌（O）菌液 0.5ml

第三排各管加入甲型副伤寒沙门菌（A）菌液 0.5ml

第四排各管加入肖氏沙门菌（B）菌液 0.5ml

此时各管的血清稀释度又各增加一倍，依次为 1∶40、1∶80、1∶160、1∶320、1∶640、1∶1280、1∶2560，每管总量 1.0ml。

4. 振荡混匀，置 37℃温箱中培养 18~24h，取出观察并记录结果。观察结果时，先不要摇动试管，观察试管内上清液和管底细菌凝集的特点，然后轻摇试管使凝集物从管底升起，按液体的清浊、凝集块的大小记录凝集程度。另外观察结果时，要先看阴性对照管，阴性对照管不凝时，方可观察实验管，否则可能系菌液自凝引起，需要更换诊断菌液重新检测。

（二）塑料板法

1. 取 10×6 孔塑料板一块（每排 10 孔，共 6 排）于每排第一孔左侧分别标明"H、O、A、B"，以表示各排孔中将分别加入伤寒沙门菌鞭毛抗原（H）、伤寒沙门菌菌体抗原（O）、甲型副伤寒沙门菌鞭毛抗原（A）、肖氏沙门菌鞭毛抗原（B）。

2. 稀释血清：用1ml吸管从装有1.6ml 1∶4患者血清的试管中吸取0.8ml放入塑料板每排第一孔，每孔0.2ml。再用另一吸管取0.8ml生理盐水加入上述试管中作对倍稀释，即为1∶8的血清，另换吸管吹吸混匀，再取0.8ml放入每排的第二孔，每孔0.2ml。如此操作至每排第六孔止。每排孔内血清原始稀释度分别为1∶4、1∶8、1∶16、1∶32、1∶64、1∶128。

3. 于每排第七孔各加生理盐水0.2ml，作为抗原对照。

4. 加抗原：于第一排各孔加伤寒沙门菌"H"抗原，每孔0.2ml；于第二排各孔加伤寒沙门菌"O"抗原，每孔0.2ml；于第三排各孔加甲型副伤寒沙门菌"A"抗原，每孔0.2ml；于第四排各孔加肖氏沙门菌"B"抗原，每孔0.2 ml。加入菌液后，每孔血清又稀释一倍，故血清最终稀释度应为1∶8、1∶16、1∶32、1∶64、1∶128、1∶256。

5. 将塑料板轻轻来回摇动，使抗原与血清充分混匀，置室温下，15min后观察结果。记录方法参见试管法。

因塑料板法所用的抗原及血清均较试管法浓缩10倍，因此，在确定血清效价后应扩大10倍，使其与试管法报告一致。例如塑料板法为1∶8，则报告为1∶80。

【实验观察】

1. 效价：凝集程度以"＋"多少表示。

＋＋＋＋：上层液澄清，细菌全部凝集沉于管底

＋＋＋：上层液基本透明，细菌大部分（75%）凝集而沉于管底

＋＋：上层液半透明，管底有明显（50%）凝集物

＋：上层液混浊，管底仅有少量凝集物

－：不凝集，液体呈乳状与对照管相似

效价（或滴度）判定：能使定量抗原呈"＋＋"凝集的血清最高稀释倍数，称为血清的凝集效价。血清的效价代表着血清中抗体的含量，其效价越高，所含抗体的量越多。

2. 结果判定

（1）首先应考虑当地正常人效价（正常效价）。一般以单份血清O效价应达1∶80以上、H效价应在1∶160以上，PA和PB应达1∶40以上方有诊断价值；若病程中第2次血清效价比第1次高4倍以上亦有诊断价值。

（2）由于H凝集素在血内保持时间较久，O凝集素较短暂，所以曾接种过伤寒、副伤寒菌苗者，O凝集效价在诊断上较重要。

（3）真正的伤寒患者，O凝集素常较H凝集素出现早、但维持时间较短；H凝集素出现较晚、但效价较高且持续时间较长。

（4）回忆反应：过去曾接种过伤寒、副伤寒菌苗或患过伤寒、副伤寒病，近期又发生感染如流感、肝炎、结核病等，可非特异地产生较高的H凝集素和较低的O凝集素，此现象称为回忆反应。

（5）若O效价高而H不高（对正常效价而言），则可能是感染早期或与伤寒沙门菌O抗原有交叉反应的其他沙门菌感染。

（6）确诊为伤寒的患者中，约有10%的患者该试验始终阴性或效价不高，故阴性结果不能排除伤寒的诊断。

（7）采血时间不同，肥达反应的阳性率也不同。发病第1周约为50%；第2周80%；

第 4 周 90％以上。恢复期效价最高，以后逐渐下降，直至转阴。一般以双份血清（急性期和恢复期）对比，效价有明显上升者作为新近感染的指征。

【注意事项】

1. 应在光亮处观察管底凝集状态，轻轻摇动判定结果，不能剧烈振荡。
2. 菌液稀释后应及时使用。
3. 菌液中有摇不散的凝块时，不能使用。

【思考题】

怎样判断肥达反应结果？

（吕丽艳）

第九章 其他细菌的微生物学检测

实验一 厌氧菌的分离培养及微生物学检测

一、破伤风梭菌的分离培养

破伤风梭菌是破伤风的病原菌,发病后死亡率约为20%。1981年,世界卫生组织公布全世界每年有100万人死于破伤风。破伤风梭菌寄生于人与动物的消化道中,其芽胞可以在土壤中存活数年,通过伤口侵入机体,产生毒素,引起破伤风。形态见图1-23。

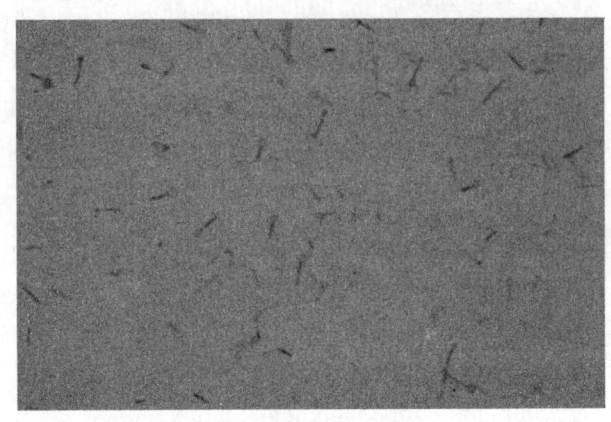

图1-23 破伤风梭菌革兰染色(×1000)

【实验目的】
1. 掌握破伤风梭菌分离培养的方法;
2. 熟悉破伤风梭菌的生长特点。

【实验原理】
厌氧菌对氧敏感,在有氧时不能生长。要培养厌氧破伤风梭菌,必须创造一个无氧的环境。人工培养时,可利用物理学、化学或生物学方法去除培养基或环境中的氧气,或加入还原剂,降低其氧化还原电势。

【仪器和药品】
1. 标本:破伤风梭菌。
2. 试剂:疱肉培养基、液体石蜡。
3. 其他:接种环、试管架、酒精灯、恒温箱、水浴锅。

【实验方法】
1. 将疱肉培养基在水浴锅中煮沸10min,冷却。
2. 用接种环无菌取破伤风梭菌接种于疱肉培养基中。

3. 于培养基表面滴加熔化的石蜡 1~2ml，隔绝空气。
4. 置 37℃温箱孵育 24~48h 后观察结果。

【实验观察】

在庖肉培养基中，液体微混，庖肉变色，有腐败臭味，证明有破伤风梭菌生长。

【注意事项】

1. 破伤风梭菌容易形成芽胞，污染性较强，应在生物安全柜内接种。
2. 石蜡应充分灭菌熔化后滴加，否则容易生长杂菌。

【思考题】

有哪些方法可以创造无氧环境？

二、产气荚膜梭菌汹涌发酵

产气荚膜梭菌在自然界及人与动物的消化道中广泛分布，芽胞在土壤中可以长期存在。产气荚膜梭菌能够产生多种外毒素，引起气性坏疽、食物中毒和坏死性肠炎等疾病。形态见图 1-24。

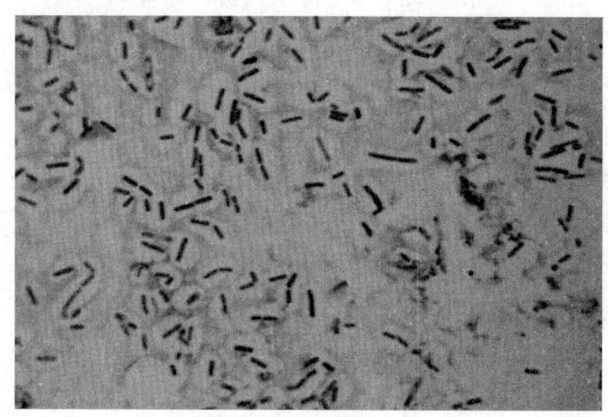

图 1-24 产气荚膜梭菌革兰染色 (×1000)

【实验目的】

1. 掌握产气荚膜梭菌汹涌发酵的原理和方法；
2. 观察产气荚膜梭菌汹涌发酵的现象。

【实验原理】

产气荚膜梭菌能迅速分解乳糖产酸，使酪蛋白凝固，并产生大量气体，将凝固的酪蛋白冲散形成分散的海绵状碎块，并将培养基表面的石蜡冲至试管塞处。

【仪器和药品】

1. 标本：产气荚膜梭菌。
2. 试剂：溴甲酚紫牛乳培养基。
3. 其他：接种环、恒温箱。

【实验方法】

1. 用灭菌接种环取产气荚膜梭菌庖肉培养物，接种于溴甲酚紫牛乳培养基中。

2. 置35℃孵育18～24h，观察结果。

【实验观察】

一般于孵育6h后即可发生，产气荚膜梭菌迅速分解乳糖，产酸产气，酪蛋白被酸凝固，形成凝块与乳清，凝块被产生的大量气体冲击，形成分散的海绵状碎块，将部分培养基冲至试管口塞处。这种发酵气势凶猛，证明有产气荚膜梭菌生长。

【注意事项】

1. 产气荚膜梭菌容易形成芽胞，污染性较强，应在生物安全柜内接种。
2. 发酵气势凶猛，易冲开试管塞，应避免污染外界器皿。

【思考题】

产气荚膜梭菌为何能汹涌发酵？

三、产气荚膜梭菌卵磷脂酶试验和奈格尔试验

【实验目的】

1. 掌握产气荚膜梭菌卵磷脂酶试验和奈格尔试验的原理和方法；
2. 熟悉产气荚膜梭菌卵磷脂酶试验和奈格尔试验的结果判定。

【实验原理】

产气荚膜梭菌能产生卵磷脂酶，在卵黄琼脂平板上，能将培养基中可溶性的磷脂酰胆碱分解生成磷酸胆碱和不溶性的二脂酰甘油酯，后者在菌落周围形成不透明区（有乳白色环），此为卵磷脂酶试验阳性。奈格尔（Nagler）试验是抗原抗体中和试验，用产气荚膜梭菌抗血清，实际是卵磷脂酶抗血清（抗体）涂在琼脂上，由于抗原（卵磷脂酶）抗体中和反应，使菌落周围不形成不透明区，即无乳白色环，则为奈格尔试验阳性。这样可确证该菌能产生卵磷脂酶。

【仪器和药品】

1. 标本：产气荚膜梭菌。
2. 试剂：卵黄琼脂平板、产气荚膜梭菌抗血清。
3. 其他：接种环、厌氧箱。

【实验方法】

1. 将卵黄琼脂平板底部画分两个区，琼脂的一半均匀涂上产气荚膜梭菌抗血清。
2. 置37℃待干后，将待检细菌先在未涂抗血清区划线接种，然后在有血清区划线接种。
3. 置37℃厌氧孵育24～48h，观察结果。

【实验观察】

1. 未涂抗血清的一半平板，菌落周围形成较大的混浊不透明区，表示卵磷脂酶试验阳性。
2. 涂抗血清的一侧，菌落周围无不透明区（无乳白色环），表示卵磷脂酶活性已被抗毒素所中和，为奈格尔试验阳性。
3. 如两侧菌落周围均无不透明区，表示该菌不产生卵磷脂酶。
4. 产气荚膜梭菌卵磷脂酶试验为阳性，破伤风梭菌、肉毒梭菌为阴性，以此来鉴别。

【注意事项】
1. 产气荚膜梭菌容易形成芽胞，污染性较强，应在生物安全柜内接种。
2. 产气荚膜梭菌抗血清要涂布均匀，否则结果不清晰。

【思考题】
产气荚膜梭菌能产生哪些外毒素和侵袭性酶？

四、肉毒梭菌脂酶试验

【实验目的】
1. 掌握肉毒梭菌脂酶试验的原理和方法；
2. 熟悉肉毒梭菌脂酶试验的结果判定。

【实验原理】
肉毒梭菌能产生脂酶，它作用于卵黄中游离脂肪，产生甘油和不溶性游离脂肪酸，在菌落的周围形成局限的不透明区，并于菌落表面产生一层珠光层。为一薄层脂肪酸，可与卵磷脂的分解产物区别。

【仪器和药品】
1. 标本：肉毒梭菌。
2. 培养基：卵黄平板。
3. 其他：接种环、厌氧箱。

【实验方法】
1. 用接种环无菌将肉毒梭菌接种于卵黄平板。
2. 置 35℃厌氧孵育 48～72h，观察结果。

【实验观察】
1. 菌落表面有珠光层，菌落的周围有不透明区者为脂酶阳性。
2. 各型肉毒梭菌（G 型除外）脂酶试验阳性，破伤风梭菌与产气荚膜梭菌该试验为阴性。

【注意事项】
卵黄平板营养丰富，最好用间歇灭菌法灭菌。

【思考题】
肉毒梭菌能产生哪些外毒素和侵袭性酶？

五、肉毒梭菌动物试验

【实验目的】
1. 掌握肉毒梭菌动物试验的原理和方法；
2. 熟悉肉毒梭菌动物试验的结果判定。

【实验原理】
肉毒梭菌培养液注入小白鼠腹腔后其毒素作用于颅脑神经核、外周神经肌接头以及植物神经末梢，使小白鼠出现四肢麻痹、呼吸困难、眼睑下垂、瞳孔散大、流涎，最后因心力衰竭或呼吸困难而死亡。

【仪器和药品】

1. 标本：肉毒梭菌。
2. 动物：小白鼠。
3. 其他：注射器、离心机、电磁炉。

【实验方法】

1. 取培养 5 天的肉毒梭菌液体培养物，离心 3000r/min，30min，取上清经滤菌器除菌，取滤液做试验。
2. 将动物分为三组：第 1 组取上述滤液 0.5ml，注入小白鼠腹腔；第 2 组小白鼠同法注入加热 100℃30min 的滤液；第 3 组小白鼠在注射肉毒梭菌多价抗毒素的同时再注射不加热的滤液。

【实验观察】

1. 注射后 1h（也有延至 3~7 天），第 1 组小白鼠出现四肢麻痹、呼吸困难、眼睑下垂、瞳孔散大、流涎等中毒症状，最后因心衰或呼吸困难而死亡。剖检，内脏可见明显充血、大量出血与血栓形成等。
2. 第 2、3 组动物不发病，存活。

【注意事项】

1. 肉毒毒素污染性强，一定注意无菌操作。
2. 所有实验动物试验后均要高压灭菌，避免传染。

【思考题】

肉毒毒素的作用机制是什么？

六、艰难梭菌家兔肠袢试验

【实验目的】

1. 掌握艰难梭菌家兔肠袢试验的原理和方法；
2. 熟悉艰难梭菌家兔肠袢试验的结果判定。

【实验原理】

艰难梭菌的毒素注入家兔小肠后可使肠腔积有大量暗红色混浊液甚至坏死。

【仪器和药品】

1. 标本：艰难梭菌患者粪便标本。
2. 动物：家兔。
3. 其他：注射器、离心机、恒温箱、生理盐水。

【实验方法】

1. 准备滤液：用于毒性检测的腹泻粪便标本，先经 1000r/min，10min 离心沉淀后，取上清液过滤除菌；庖肉培养基经 37℃ 4 天的培养液，离心沉淀，取上清液过滤除菌。
2. 家兔肠袢试验：取断食两天的家兔，剖腹后取出小肠扎成四段，分别注入待测标本滤液、经 56℃ 30min 加热灭活的滤液、艰难梭菌抗毒素和标本滤液、生理盐水四种液体。
3. 24h 后再行剖腹，观察各肠段内的液体贮积量。

【实验观察】

若只有注入未经任何处理的待测标本滤液的肠段内积有大量暗红色的混浊液,而其他肠段未发生变化者,判为阳性反应。

【注意事项】

1. 艰难梭菌易形成芽胞,试验时注意避免污染环境。
2. 家兔实验后必须高压灭菌,然后再丢弃。

【思考题】

艰难梭菌的致病物质有哪些?

七、脆弱类杆菌和产黑色素类杆菌明胶液化和七叶灵水解试验

【实验目的】

1. 掌握明胶液化和七叶灵水解试验的原理、方法和结果观察;
2. 熟悉鉴别脆弱类杆菌和产黑色素类杆菌的方法。

【实验原理】

明胶是一种动物蛋白,能20℃凝固,高于20℃时液化;某些细菌能产生明胶酶,使明胶分解为多肽和氨基酸,即不再凝固。

细菌产生七叶灵水解酶,能水解七叶灵(苷),产生七叶亭和葡萄糖,加入5g/L枸橼酸铁后,使铁结合在七叶亭的酚羟基上,生成棕黑色化合物。

【仪器和药品】

1. 标本:脆弱类杆菌和产黑色素类杆菌。
2. 试剂:明胶培养基、0.2g/L七叶灵。
3. 其他:冰箱、注射器、紫外灯、恒温箱、微孔板。

【实验方法】

1. 将脆弱类杆菌和产黑色素类杆菌分别接种于明胶管中,另外放一未接种的明胶管对照。37℃ 2～5天孵育,取出置冰箱(4℃)中30min后观察。
2. 将脆弱类杆菌和产黑色素类杆菌分别接种在含七叶灵枸橼酸铁的琼脂斜面上。经24～48h厌氧培养后观察。

【实验观察】

1. 30min后观察。仍不凝固者为阳性,凝固者为阴性;而对照管37℃时呈液化状态,4℃冰箱中应凝固。脆弱类杆菌明胶液化试验为阴性,产黑色素类杆菌明胶液化试验为阳性。
2. 培养基变黑表示七叶灵已经水解,为阳性。脆弱类杆菌能水解七叶灵为阳性反应;产黑色素类杆菌一般不水解七叶灵为阴性反应。

【注意事项】

1. 明胶液化试验要求严格掌握时间,结果才能准确。
2. 七叶灵枸橼酸铁培养基最好使用前配制,否则实验效果不佳。

【思考题】

脆弱类杆菌和产黑色素类杆菌在哪些条件下可以引起人发病?

实验二　结核分枝杆菌的检查法

一、结核分枝杆菌抗酸染色

【实验目的】

1. 掌握结核分枝杆菌抗酸染色法的原理、方法和结果判定；
2. 熟悉结核分枝杆菌的形态特点。

【实验原理】

结核分枝杆菌对苯胺染料一般不易着色，但经加温或延长染色时间后能抵抗盐酸乙醇的脱色作用。经此法染色后，结核分枝杆菌及其他分枝杆菌呈红色，非抗酸菌呈蓝色。

【仪器和药品】

1. 菌种：结核分枝杆菌。
2. 试剂：石炭酸品红染液，碱性亚甲蓝染液，3%盐酸乙醇液。
3. 器材：光学显微镜、接种环、酒精灯、玻片夹、载玻片。

【实验方法】

1. 制备结核分枝杆菌涂片标本，干燥后加热固定。
2. 抗酸染色：

（1）初染：将已固定的涂片置于染色架上或用染色夹子夹住，滴加石炭酸品红染液，并于载玻片下方以弱火加热至出现蒸汽（勿煮沸或煮干）随时补充染液以防干涸，持续5min，待冷，水洗。

（2）脱色：用3%盐酸乙醇脱色，直至涂片无红色染液脱下为止（约30s），水洗。

（3）复染：用亚甲蓝复染30s，水洗后吸干。

3. 用油镜检查并记录结果。

【实验观察】

结核分枝杆菌呈红色，其他细菌及背景物质均为蓝色。必须逐一观察各个视野，直到全部涂片找不到结核分枝杆菌时，才可报告阴性。

【注意事项】

1. 抗酸染色需要加温染色，并且需要延长染色时间，要求学生用玻片夹夹住载玻片，不要倾斜，防止染液流出污染衣物和实验室或烫伤自己。
2. 染色时间较长，并且染液温度高，但一定要随时补加染液，防止染液干涸，影响染色效果。

【思考题】

1. 结核分枝杆菌为什么要加温染色？
2. 有哪些细菌是抗酸阳性菌？

二、结核分枝杆菌分离培养

【实验目的】

1. 掌握结核分枝杆菌分离培养的方法；

2. 熟悉结核分枝杆菌的菌落特点。

【实验原理】

结核分枝杆菌营养要求高，分离需营养丰富的培养基，并且生长缓慢，一般4周后出现肉眼可见的菌落。

【仪器和药品】

1. 标本：结核患者痰液。
2. 试剂：罗氏培养基、20g/LNaOH、蒸馏水。
3. 其他：接种环、振荡器、试管架、酒精灯、恒温箱。

【实验方法】

1. 取痰标本1～2ml，加20g/L NaOH 2～4倍量，振荡器振荡5～10min或置室温30min，其间振荡2～3次，使痰液化。

2. 取液化后痰液0.1ml，无菌操作接种于罗氏培养基斜面上，并反复倾斜培养基使痰液均匀分布，保持涂片于水平面，每份标本应同时接种两支斜面，置37℃孵育1周后再直立于试管架上培养4周以上。

3. 接种后第3天、7天观察，此后每周观察一次菌落生长情况，阳性生长斜面需经抗酸染色镜检确认是否为分枝杆菌后报告生长情况。

【实验观察】

菌落特点及报告方式：观察结核分枝杆菌在罗氏培养基上的菌落，呈乳白色或米黄色粗糙颗粒状，形似花菜心，表面干燥。若无菌落生长需观察至第8周末。

－：分枝杆菌培养阴性，斜面无菌落生长

＋：菌落数在20个以上或菌落占斜面面积1/4者，菌落在20个以下者实报菌落数

＋＋：菌落占斜面面积1/2

＋＋＋：菌落占斜面面积3/4

＋＋＋＋：菌落布满斜面，或菌落密集汇成菌苔

【注意事项】

1. 结核分枝杆菌污染性较强，应在生物安全柜内接种。
2. 罗氏培养基应用间歇灭菌法灭菌，否则营养损耗大，细菌不易生长。

【思考题】

1. 结核分枝杆菌的培养基为什么要用间歇灭菌法制备？
2. 结核分枝杆菌有毒株长出什么类型的菌落？

三、结核菌素试验

【实验目的】

1. 掌握结核菌素试验的原理和方法；
2. 熟悉结核菌素试验的结果判定和应用。

【实验原理】

结核菌素试验是最常见的迟发型超敏反应皮肤试验，是测定机体细胞免疫功能的方法之一。若受试者曾经受结核分枝杆菌感染，将旧结核菌素（old tuberculin，OT）或纯蛋白衍

生物（purified protein derivative，PPD）注入机体皮内后，就与致敏的 T 淋巴细胞呈特异性结合，在注射部位致敏 T 淋巴细胞释放淋巴因子，使巨噬细胞积聚并参与反应，有些淋巴因子还可以使血管通透性增加。经 24~72h，注射部位出现红肿、硬结。

【仪器和药品】

1. 试剂：旧结核菌素、75％乙醇、生理盐水。
2. 其他：注射器、无菌棉签。

【实验方法】

1. 用无菌生理盐水将 OT 稀释成 1：2000 的稀释液。
2. 在前臂掌侧下 1/3 处，用 75％乙醇做皮肤消毒。
3. 在消毒处皮内注射 1：2000 的 OT 0.1ml，以形成明显的丘状突起为宜。
4. 注射 48~72h 观察局部反应，并记录结果。

【实验观察】

1. 阳性反应：注射局部出现红肿、硬结，硬结直径在 0.5~1.5cm 之间。
2. 强阳性反应：注射局部红肿硬结直径超过 1.5cm，或局部出现水疱、溃疡等强烈反应。
3. 阴性反应：注射局部无明显反应，或红肿直径小于 0.5cm，并迅速消失。

【注意事项】

1. 已明确为活动期结核患者，特别是婴幼儿，慎用或不选用此试验。
2. 对常规试验为阴性反应者，最好再分别用 1：1000 与 1：100 稀释度作皮试，若仍为阴性反应者，则最后判定为阴性。

【思考题】

1. 健康人结核菌素试验何种结果时需要注射卡介苗？
2. 哪些人群可能结核菌素试验阴性？

四、结核分枝杆菌与非结核分枝杆菌的生化反应鉴别

【实验目的】

1. 掌握鉴别结核分枝杆菌与非结核分枝杆菌的方法；
2. 了解实验原理。

【实验原理】

结核分枝杆菌与非结核分枝杆菌均为抗酸阳性菌，形态相近，很难鉴别。但两者在生化反应上相差较大，通过生化反应可以将两者区分开。

【仪器和药品】

1. 菌种：结核分枝杆菌、堪萨斯分枝杆菌、耻垢分枝杆菌。
2. 试剂：罗氏培养基、生理盐水、0.2％氨基苯磺酸、N-奈乙烯二胺盐酸盐液、0.12％尿素、10％聚山梨酯、30％H_2O_2。
3. 其他：接种环、振荡器、试管架、酒精灯、恒温箱。

【实验方法】

1. 耐热触酶试验：取生长在改良罗氏培养基 3~4 周的菌落，比浊制备 10mg/ml 菌悬

液，取 0.5ml 混悬于含 pH=7.0 PBS 液 1ml 的试管内，置 68℃水浴 20min，待冷却后缓缓滴加 30% H_2O_2 与 10%聚山梨酯（Tween-80）等混合液 0.5ml（临用前混合配制）。

2. 硝酸盐还原试验：取生长在改良罗氏培养基 3～4 周的菌落，比浊制备 10mg/ml 菌悬液，取 0.5ml 混悬于含 2ml 硝酸盐溶液中，放 37℃水浴 2h，取出后每管加 1 滴二倍稀释的浓盐酸，再加 2 滴 0.2%氨基苯磺酸和 2 滴 N-奈乙烯二胺盐酸盐液，1min 后观察结果。

3. 脲酶试验：取在改良罗氏培养基生长 3～4 周的菌落，比浊制备 10mg/ml 菌悬液，取 0.5ml 混悬于 3ml 的 0.12%尿素溶液内，每管加无菌的 0.1%酚红 1 滴，置 37℃孵育 3 天，观察结果。

【实验观察】

1. 耐热触酶试验：持续产生小气泡者为阳性。10～20min 内仍无气泡产生为阴性，空白试剂对照无气泡产生。堪萨斯分枝杆菌为阳性，结核分枝杆菌为阴性。

2. 硝酸盐还原试验：1min 后呈红色者为阳性，无色者为阴性，空白试剂对照为无色。结核分枝杆菌为强阳性，牛型分枝杆菌为阴性。

3. 脲酶试验：菌液呈红色者为阳性，不变色者为阴性，空白试剂对照不变色。结核分枝杆菌呈阳性，堪萨斯分枝杆菌呈阴性。

结核分枝杆菌与非结核分枝杆菌的生化反应鉴别见表 1-11。

表 1-11　分枝杆菌生化反应鉴别表

分枝杆菌名称	37℃生长	生长速度	耐热触酶	硝酸盐还原	脲素酶
结核分枝杆菌	+	缓慢	-	++++	+
堪萨斯分枝杆菌	+	缓慢	+	+	-
耻垢分枝杆菌	+	缓慢	+	+	?

+：84%以上菌株阳性；-：少于 16%阳性；?：无准确数据

【注意事项】

1. 各种试剂应用时现配制效果好。
2. 观察结果要严格掌握时间，延长时间结果不准。

【思考题】

怎样鉴别结核分枝杆菌与非结核分枝杆菌？

（刘伯阳）

第十章 其他微生物的检测

实验 螺旋体、支原体、衣原体、立克次体的检测

一、口腔螺旋体镀银染色

【实验目的】

掌握螺旋体镀银染色的方法。

【实验原理】

寄生于人类口腔的螺旋体以奋森螺旋体为常见。该螺旋体一般不致病，一定条件下可与寄居在口腔的梭杆菌协同引起咽喉炎、齿龈炎、溃疡性口腔炎等疾病。

该螺旋体属于小螺旋体科，形态纤细，折光性强，未经染色时不易查见，革兰染色呈阴性，但不易着色，常用冯泰纳镀银染色法检查。

【仪器和药品】

1. 试剂：生理盐水、固定液、媒染剂、硝酸银染液。
2. 其他：牙签、玻片。

【实验方法】

1. 取玻片加生理盐水 1 滴于中央，用牙签取牙垢少许与生理盐水均匀作一涂片。
2. 待涂片干燥后滴加固定液作用 1～2min 后水洗。
3. 滴加媒染液，加温至有蒸汽出现，作用 30s，水洗。
4. 滴加硝酸银染液，微加温约 30s，水洗，待干后镜检。

【实验观察】

镜下牙垢中螺旋体呈棕褐色或黑褐色，有 3～10 个稀疏不规则螺旋，呈波状，属疏螺旋体。

【注意事项】

硝酸银染液要放在棕色瓶中，避免见光分解。

【思考题】

哪种螺旋体含有的螺旋数最多？

二、梅毒螺旋体甲苯胺红不加热血清试验

【实验目的】

掌握梅毒螺旋体血清学筛选试验方法。

【实验原理】

使用的抗原由从牛心肌中提取的心磷脂、胆固醇和纯化的磷脂酰胆碱（卵磷脂）组成，

心磷脂与梅毒螺旋体有共同抗原,可与抗体发生反应,卵磷脂可加强心磷脂的抗原性,胆固醇可增强抗体的敏感性。这些成分溶于无水乙醇中,在加入水后,胆固醇析出形成载体,心磷脂和卵磷脂在水中形成胶体包裹在其周围,形成胶体微粒。将此抗原微粒混悬于甲苯胺红溶液中,加入待检血清,血清中抗体与之反应后,可出现肉眼可见的凝集块。此法可进行半定量检测,快速、简便又不需要显微镜,适于进行大量筛选试验。

【仪器和药品】

1. 标本:待检血清。
2. 试剂:梅毒螺旋体的血清学筛选试验试剂盒。
3. 其他:微量 U 型反应板、微量加样器、微量滴管、微量移液管、平板混合器。

【实验方法】

1. 取待检血清(无需灭菌处理)、阳性控制血清、阴性控制血清各 $50\mu l$(1 滴),加入反应卡片的圆圈内。
2. 轻轻摇匀抗原试剂,在每份血清上滴加 1 滴抗原试剂。
3. 旋转摇动卡片 8min,速度约为 100r/min,立即用肉眼观察结果。

【实验观察】

阴性血清反应圈内不出现红色颗粒凝集,呈红色均匀分散状态,阳性血清反应圈内可出现明显红色颗粒凝集或凝集块。

定性试验呈阳性的标本,如需要可在反应卡上将血清用生理盐水作倍比稀释,然后按定性试验方法再做半定量试验。

【注意事项】

1. 试剂盒应购买有国家食品药品监督管理总局批准文号的专用试剂盒。
2. 实验需在室温中操作,试剂盒从冰箱中拿出时须先在室温(18～25℃)平衡 10min。
3. 在规定的时间内及时观察结果。检样及废弃物应视为生物危险品。
4. 本法仅为非特异性血清学筛选试验,阳性结果需进一步作抗梅毒螺旋体确认试验。

【思考题】

后天梅毒临床分几期?每期的主要表现是什么?

三、肺炎支原体冷凝集试验

【实验目的】

1. 掌握肺炎支原体冷凝集试验的原理。
2. 了解肺炎支原体冷凝集试验的临床意义。

【实验原理】

肺炎支原体感染患者的血清中常产生冷凝集素,在 4℃情况下,可与"O"型人红细胞或自身红细胞发生凝集,可用于该感染的辅助诊断。凝集反应具有可逆性,已凝集的红细胞放回 37℃,凝集现象即消失。

【仪器和药品】

1. 标本:待检血清。
2. 试剂:2% "O"型人红细胞、生理盐水。

3. 其他：普通光学显微镜、小试管。

【实验方法】

1. 取小试管排成一排，将患者血清进行一系列倍比稀释，血清稀释度依次为 1∶2、1∶4……1∶256。

2. 最后一管不加患者血清而以生理盐水代替作为阴性对照。

3. 然后，在每支试管中加入等量 2％"O"型人红细胞（总体积为 1ml），摇匀，置 4℃ 冰箱过夜，次日观察结果。具体操作见表 1-12。

表 1-12 试管凝集实验方法

试管号	1	2	3	4	5	6	7	8（对照）
生理盐水（ml）	0.5	0.5	0.5	0.5	0.5	0.5	0.5	0.5
待检血清（ml）	0.5	0.5	0.5	0.5	0.5	0.5	0.5	（弃 0.5）
2％红细胞（ml）	0.5	0.5	0.5	0.5	0.5	0.5	0.5	0.5
血清稀释度	1∶4	1∶8	1∶16	1∶32	1∶64	1∶128	1∶256	—

摇匀，置 4℃4h 或过夜

【实验观察】

1. 从冰箱内取出试管后，先观察试管底部红细胞沉淀形状，再轻摇试管。对照管内的红细胞轻摇后应完全分开，无凝集现象。试管如有明显凝集现象，记录凝集效价。

2. 将呈凝集的试管再放入 37℃ 5～10min，重新观察，如红细胞完全分开，凝集块消失，则证实为真正的冷凝集现象。

3. 通常效价在 1∶64 以上有辅助诊断意义，效价越高或双份血清呈 4 倍以上升高，表明可能有肺炎支原体近期感染。

【注意事项】

从冰箱内取出试管后，必须立即观察结果。

【思考题】

第 8 管为什么不加待检血清？

四、胶体金法检测衣原体

【实验目的】

掌握胶体金试剂盒快速检测衣原体的原理、操作及应用。

【实验原理】

应用胶体金免疫层析技术，采用双抗体夹心的形式建立的衣原体检测方法，用于快速检测女性宫颈和男性尿道中的衣原体。检测卡以硝酸纤维素膜为载体，用抗衣原体脂多糖单克隆抗体和羊抗鼠 IgG 多克隆抗体分别固化于硝酸纤维素膜的测试区和质控参照区，胶体金标记的另一端（样本区）的液体慢慢地向另一端渗移。若标本中有待测特异抗原，即可与胶体金法标记的抗体结合，此抗原抗体复合物流至测试区即被固相抗体所捕获，在膜上显示出红色反应线条。过剩的免疫复合物继续前行，至质控区与固相抗小鼠 IgG 结合（免疫金复合物中的单克隆抗体为小鼠 IgG），而显示出红色质控条，此即为阳性结果。无此红线则表示样品中无衣原体存在，即为阴性结果。

【仪器和药品】

1. 标本：患者尿道分泌物。
2. 试剂：衣原体检测试剂盒。
3. 其他：消毒拭子、计时器等。

【实验方法】

1. 处理样品：将采样拭子放入含有 6 滴溶液 A 的样品处理管中，室温放置，在处理过程中不断旋转并在管壁挤压拭子，使液体不断被挤出，重复多次，处理 2min，然后加入 6 滴 B 溶液，旋转并挤压拭子，尽量使液体流出，然后按感染物品的处理方法将拭子丢弃。
2. 将检测试剂盒从密封袋中取出，放置在洁净、干燥和水平的工作台上，标明样品编号和名称。如果检测试剂盒保存在低于室温处，须将检测试剂盒及试剂提前取出，放置室温平衡后方可使用。
3. 将样品处理管中已处理的样品滴加 2～3 滴至检测块的加样孔中。
4. 加样 10min 时判读结果。

【实验观察】

1. 阴性结果：仅质控区有一条红线，检测区无红线出现。
2. 阳性结果：除质控区外，另有一条红线出现在检测区。
3. 无效结果：质控区不出现红线，则结果无效。应更换新的检测试剂盒重复实验。可用剩余的已处理的样品或重新取样。

【注意事项】

1. 当检测线很强时，质控线可能相对较弱，此属于正常现象。
2. 观察结果时，红线显示的时间根据拭子所采集的衣原体含量不同而变化，有些阳性样品可在 60s 后出现结果。为确保结果准确，请勿在 15min 后判读结果。
3. 收集、处理、储存、丢弃样品和使用试剂盒中的试剂均应采取适当的预防措施。所有的样品、试剂及对照品均应作为感染性物品处理。
4. 溶液 A 含有氢氧化钠，溶液 B 含有盐酸，两者如溅到皮肤或眼睛内，应立即用大量清水冲洗。
5. 只可用消毒涤纶拭子或细胞刷采集样品，不可用棉拭子取样。
6. 对患者的最后诊断不能仅仅依靠此实验结果，而必须结合临床检查由医生做出综合诊断。

【思考题】

沙眼的临床表现有哪些？

五、立克次体外斐反应

【实验目的】

掌握立克次体外斐反应原理、操作过程和结果判定。

【实验原理】

立克次体为专性细胞内寄生的原核细胞型微生物，一般难以获得特异性的立克次体抗原进行血清学诊断。变形杆菌的 OX_2、OX_{19}、OX_K 菌株与立克次体有共同的耐热性多糖抗原，且容易培养。外斐反应即是利用这些变形杆菌菌株代替立克次体做成已知的抗原，与患者的血清进行凝集试验，以辅助诊断斑疹伤寒、恙虫病等立克次体病，故外斐反应为一种非特异性交叉凝集试验。

【仪器和药品】

1. 已知抗原：OX_2、OX_{19}、OX_K 菌液（每毫升含死菌 9 亿）。
2. 试剂：待检患者血清。
3. 其他：小试管、中试管、吸管、记号笔。

【实验方法】

1. 取小试管排成 3 排，每排 10 支。
2. 待检血清用生理盐水连续作倍比稀释，血清稀释度依次为 1：10、1：20……1：2560，各管量为 0.5ml。各排最后一管不加患者血清而以 0.5ml 生理盐水作为阴性对照。
3. 将变形杆菌的 OX_2、OX_{19}、OX_K 三种诊断菌液，分别加入三排的 9 支试管内，每管 0.5ml（两者总量 1ml）。
4. 摇匀，置 37℃ 孵育过夜，次日观察结果。

【实验观察】

单份血清凝集效价超过 1：160 方有诊断意义。双份血清（病程早期及恢复期）效价有 4 倍增高时，方可作为新近感染立克次体的指标。结果判断参考表 1-13。

表 1-13　外斐反应结果判断表

疾病	OX_2	OX_{19}	OX_K
斑疹伤寒	+++	+	-
恙虫病	-	-	+++
Q 热	-	-	-
斑点热	++	+++	-

【注意事项】

1. 变形杆菌 OX_2、OX_{19}、OX_K 菌株最好从国家权威机构获得，结果才能准确。
2. 检样及废弃物应视为生物危险品，注意生物安全。

【思考题】

为什么用变形杆菌代替立克次体进行试验？

（刘伯阳）

第十一章 病毒学实验

实验一 病毒的分离培养

病毒的分离培养是病毒性状研究、疫苗制备、流行病学监测、临床诊断和药物选择等方面非常重要的技术方法。病毒只能在敏感的活细胞内增殖,所以应选用易感的活细胞对病毒进行分离培养和鉴定。培养方法包括动物接种、鸡胚培养和细胞培养。

一、动物接种

动物接种是最原始的分离病毒方法,现已逐渐被细胞培养所取代。缺点有:动物对许多人类病毒不敏感,或感染后症状不明显;动物体内常带有潜在病毒;动物感染病毒后,可通过呼吸道、消化道等途径排出病毒,污染环境且不易管理。但对某些尚无敏感细胞培养的病毒,以及科学研究中制备动物感染模型等方面,动物接种仍然沿用。现常用于乙型脑炎病毒、狂犬病病毒和柯萨奇A组病毒某些型别的分离鉴定。常用的动物有小白鼠、豚鼠、家兔等。

(一)小白鼠脑内接种法

【实验目的】

掌握小鼠脑内接种的方法。

【仪器和药品】

1. 动物:小白鼠。
2. 病毒标本:流行性乙型脑炎病毒悬液。
3. 其他:1ml注射器、乙醇棉球等。

【实验方法】

1. 将小白鼠头部和体部固定。
2. 消毒小白鼠头部右侧眼、耳间部位。
3. 吸取病毒悬液,沿小白鼠眼耳连线略偏向耳的方向刺入脑内,2~3mm,注入0.02~0.03ml。

【实验观察】

接种病毒后每天观察小白鼠,一般在接种后3~4天发病,食欲减退,活动迟缓,耸毛,震颤,卷曲,尾强直,逐渐麻痹、瘫痪而死亡。

(二)小白鼠滴鼻接种法

【实验目的】

掌握小鼠滴鼻接种的方法。

【仪器和药品】

1. 动物:小白鼠。

2. 病毒标本：流感病毒鼠肺适应株。

3. 其他：无菌毛细滴管、乙醚棉球等。

【实验方法】

1. 将小白鼠放入置有乙醚棉球的容器内，待小白鼠麻醉后取出小白鼠，注意不要麻醉太深或太浅。

2. 无菌毛细滴管吸取病毒悬液，将悬液靠近动物鼻尖，使其液滴随动物呼吸而带入，一般滴入0.03～0.05ml。

3. 滴鼻完毕后，继续饲养，观察发病情况。

【实验观察】

通常数日后开始发病，常为耸毛、咳嗽、厌食甚至死亡。解剖可见小白鼠肺部有炎性病变。

二、鸡胚培养法

鸡胚与动物机体相似，且自身带病毒情况少见，对接种的病毒不产生抗体，操作简便，管理容易，而某些呼吸道病毒如正黏病毒、副黏病毒、痘类病毒、疱疹病毒和脑炎病毒等对鸡胚很敏感，因而常用于分离和培养病毒。常用的鸡胚培养法有羊膜腔接种、尿囊腔接种、绒毛尿囊膜接种及卵黄囊接种等，不同病毒在鸡胚的适宜生长部位不同。鸡胚结构见图1-25。

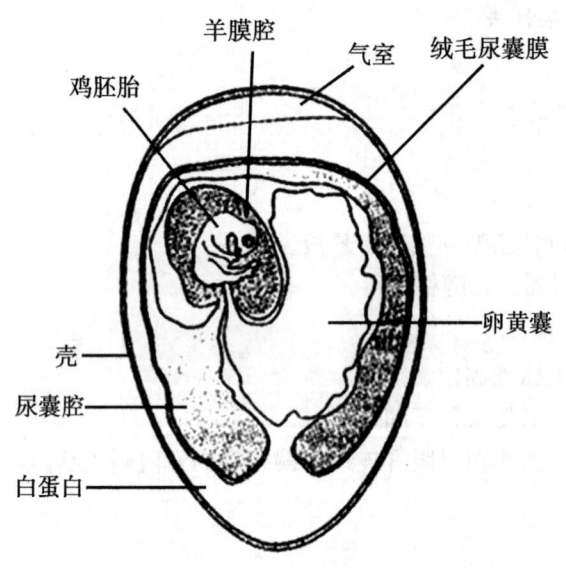

图1-25 鸡胚结构示意图

【实验目的】

1. 掌握鸡胚培养法的操作技术；

2. 熟悉鸡胚培养法的接种部位。

【仪器和药品】

1. 鸡胚：9～11日龄来亨鸡鸡胚。

2. 病毒标本：病毒悬液或处理的临床标本。

3. 其他：卵架、检卵灯、无菌镊子、剪刀、无菌透明胶纸、石蜡、碘酊及乙醇消毒棉球、无菌注射器、恒温孵箱等。

【实验方法】

1. 鸡胚羊膜腔接种：主要用于从临床标本分离病毒，如用患者咽漱液分离流感病毒。

（1）取9～11日龄鸡胚，于检卵灯下标出气室及胚胎位置。

（2）消毒气室，制备方形天窗，选取无大血管处，快速刺穿绒毛尿囊膜，镊子尖端进入尿囊腔后，再夹起羊膜，轻轻将其从绒毛尿囊膜破裂处夹出，注射器穿破羊膜，注入病毒液0.1～0.2ml，轻轻送回原位，用无菌透明胶纸封闭气室端天窗，35℃培养箱孵育。

（3）每日观察接种后鸡胚存活情况，24h内死亡者弃去，48～72h后，活胚置4℃冰箱过夜或－20℃冰箱1h。

（4）取出冷却的鸡胚，消毒气室部位，减去壳膜及绒毛尿囊膜，吸弃尿囊液，夹起羊膜，用毛细吸管穿入羊膜腔吸取羊水，一般可吸出1ml左右，冷冻保存。

2. 鸡胚尿囊腔接种：一般用于正黏病毒、副黏病毒的培养和传代。

（1）取9～11日龄鸡胚，标记气室及胚胎位置，于胚胎附近无大血管处作标记，作为注射入口。

（2）消毒标记处，用无菌剪刀凿一小孔。

（3）吸取病毒液0.1～0.2ml，由小孔刺入并与蛋壳面呈30°夹角，深约1cm，注入病毒液。

（4）用石蜡封闭小孔，置35℃孵育，每日检卵1～2次，24h内死亡鸡胚弃去。

（5）孵育48～72h后，置4℃冰箱过夜或－20℃冰箱1h。

（6）取出冷却的鸡胚，消毒气室端，用无菌眼科剪子剪去气室蛋壳，用无菌尖吸管捅破壳膜及尿囊膜层，吸取清亮尿囊液，低温保存。一般能收获尿囊液6ml左右，最多可达10ml。

3. 鸡胚绒毛尿囊膜接种：适合于痘病毒、单纯疱疹病毒的培养。

天然气室法：9～11日龄鸡胚，画出气室，碘酊消毒气室部，去蛋壳与壳膜，在壳膜下绒毛尿囊膜上滴加病毒标本后，无菌透明胶纸或石蜡封孔，35℃孵育。

人工气室法：

（1）取9～11日龄鸡胚，在胎旁无大血管处，以碘酊消毒，用剪刀尖在蛋壳上凿一三角形，撬起蛋壳，造成卵窗。

（2）消毒气室端，用剪刀尖轻刺一小孔。

（3）挑破卵窗处壳膜，勿伤及下层之绒毛尿囊膜。滴加无菌盐水一滴，用橡皮头从气室小孔吸气，造成气室内负压，可见盐水被吸入，而绒毛尿囊膜下沉，人工气室形成。

（4）将病毒标本滴于绒毛尿囊膜上。

（5）用无菌透明胶纸或石蜡封闭三角孔，横放鸡胚，开口向上，于35～37℃孵育。

（6）取出孵育48～72h鸡胚（或视不同的病毒、不同的实验目的孵育更长时间），消毒人工气室周围蛋壳，无菌眼科剪、镊子去除人工气室处蛋壳、壳膜。剪下人工气室处绒毛尿囊膜置于无菌平皿中，用无菌生理盐水冲洗，展平后观察痘斑等病理变化。收集绒毛尿囊膜并低温保存、备用。也可收集部分绒毛尿囊膜，固定，供组织病理学切片检查包涵体。

4. 鸡胚卵黄囊接种法：主要用于某些虫媒披膜病毒以及鹦鹉热衣原体和立克次体等的

分离和增殖。

方法一
(1) 取 6~8 日龄鸡胚，检视标出气室和胚胎位置，气室向上，置于卵架上。
(2) 消毒气室端，用剪刀尖在气室中央轻刺一小孔。
(3) 用注射器吸取病毒悬液，沿气室端所穿小孔垂直刺入 3cm，注入 0.1~0.5ml 病毒液。
(4) 用熔化的石蜡封孔，35~37℃孵育，每日检卵 1~2 次，24h 内死亡者废弃。

方法二
(1) 取 6~8 日龄鸡胚，检视标出气室和胚胎位置。
(2) 将卵横放在卵座上，胚胎位置向下，消毒卵长径的 1/2 处。
(3) 用剪刀尖轻刺一小孔，将针头刺入约 1.5cm，注入病毒液 0.1~0.5ml。
(4) 用熔化的石蜡封孔，35~37℃孵育，每天检卵 1~2 次，24h 内死亡者废弃。
(5) 取出孵育 24h 以上鸡胚，消毒并去除气室端卵壳。用无菌镊子撕破绒毛尿囊膜和羊膜，提起鸡胚，夹住卵黄带，剥离绒毛尿囊膜，置鸡胚与卵黄囊于无菌平皿内。用无菌生理盐水冲去卵黄液，分别将鸡胚和卵黄囊置于无菌容器中，低温保存。

三、组织细胞培养

即用离体的活组织块或活细胞来培养病毒。其中细胞培养是目前最为常用的培养病毒方法。常用的细胞分三种类型：直接来自动物和人组织的分散单个细胞，成为原代细胞；原代细胞用胰蛋白酶或 EDTA 等稍作消化洗涤后，分装在新鲜培养液中继续培养，即为次代细胞；在体外分裂 50 代后仍保持其二倍染色体数目的单层细胞，即二倍体细胞；传代细胞指来源于人和动物在体外能无限分裂传代的肿瘤细胞。

（一）鸡胚单层细胞培养（原代细胞培养）

原代细胞制备和应用过程较为繁琐，不能持续传代，但对病毒较敏感。可用于接种水疱性口炎病毒等病毒，观察细胞病变。

【实验目的】

掌握原代细胞培养的操作技术。

【仪器和药品】

1. 鸡胚：9~11 日龄鸡胚。
2. 试剂：MEM 培养液、Hanks 液、青霉素、链霉素、0.25% 的胰蛋白酶。
3. 其他：无菌平皿、细胞培养管、吸管、移液器及枪头、剪刀、镊子等。

【实验方法】

1. 消毒并敲开鸡胚气室，去掉卵壳及壳膜，用无菌镊子取出胚胎，放于无菌平皿内，去除头、爪、内脏及骨骼，Hanks 液洗涤 3 次。
2. 无菌剪刀剪碎成 0.1~1mm³ 的小块，加入 Hanks 液，静置数分钟，弃上清，Hanks 液反复洗涤组织块 3 次，将组织块吸入 50ml 三角烧瓶中。
3. 静置数分钟后吸去 Hanks 液，加入 5 倍量的 0.25% 的胰蛋白酶溶液（每鸡胚加胰酶溶液 10~15ml），37℃ 30min，并不断振荡。
4. 静置数分钟后轻轻吸去胰酶，加入 Hanks 液，反复吹打组织块，使匀浆液中不含有组织块。

5. 用3层纱布过滤细胞液,在细胞悬液中加入细胞培养液10ml。

6. 细胞计数：细胞数/毫升＝4个细胞板大方格细胞总数/$4×10^4$×稀释倍数。

7. 细胞分装与培养：制备成浓度为$8×10^5$～$1×10^6$的细胞悬液,分装于培养瓶中,37℃ 5% CO_2培养箱培养。

【实验观察】

1～2天后,低倍镜下可见呈纤维状,排列整齐的单层细胞。

(二) MDCK细胞（狗肾传代细胞,Madin-Darby canine kidney）培养病毒

常用于分离流感病毒。

【实验目的】

掌握MDCK细胞培养病毒的方法。

【仪器和药品】

1. 细胞：75%～90%成片的MDCK细胞。

2. 试剂：D-MEM培养液（含有L-谷氨酰胺）、Hanks液。

3. 病毒维持液：含终浓度为2～3μg/ml的胰酶、100U/ml青霉素、100μg/ml链霉素的DMEM培养液。

4. 其他：无菌吸管、加样器、枪头。

【实验方法】

1. 标本处理：发病1～3天内的流感患者含漱液,4℃低速离心后,吸取上清液1ml,加抗生素使每毫升标本中含青霉素1000U、链霉素1000μg,4℃保存,24h内使用。

2. 将已生长成片的MDCK细胞弃去培养瓶内培养液,Hanks液冲洗细胞3次,将残余的牛血清洗净。

3. 加入接种物0.5～1ml,温和摇动数次,使标本完全覆盖细胞。33～35℃ 5% CO_2培养箱中吸附1～2h。

4. 吸出接种物,Hanks液洗细胞2次,加入病毒维持液于细胞培养瓶中,33～35℃ 5% CO_2培养箱培养。

5. 每日观察细胞病变情况（细胞病变的特征是细胞肿胀变圆,细胞间隙增大,细胞核固缩或破裂,严重时细胞部分或全部脱落）。

6. 当75%～100%细胞出现病变时进行收获,收获前将细胞放于－70℃冰箱,冻融1～2次,以提高收获标本的病毒滴度。即使无细胞病变也应该于接种后第7天收获。收获的病毒液可立即进行血凝试验,检测是否有红细胞凝集活性,或冻于－80℃冰箱待以后试验。

7. 若无细胞病变,且血凝试验阴性,可视为阴性标本,弃去。

【注意事项】

所有用过的实验材料均需煮沸消毒。

【思考题】

1. 病毒为什么只能在活细胞内增殖？病毒的培养方法有哪些？

2. MDCK细胞分离流感时为何加入胰酶？

实验二 病毒的血凝试验与血凝抑制试验

许多病毒表面有血凝素，少数哺乳动物和鸟类的红细胞表面有血凝素受体，通过血凝素与相应受体的结合，可使病毒与红细胞互相吸附结合，从而发生红细胞凝集现象。如出现血凝现象，表示存在有血凝活性的病毒。

血凝现象可被相应抗体所抑制，相应的抗体与病毒结合后，阻抑了血凝素与红细胞的结合，称血凝抑制试验。血凝抑制试验中若用已知抗体（病毒免疫血清），可鉴定分离病毒的型及亚型；若用已知病毒，则可测定患者血清中相应抗体。

一、病毒的血凝试验

用于检查材料中有无流感等有血凝素的病毒存在及其含量（效价）。

【实验目的】

掌握病毒血凝试验原理及方法。

【实验材料】

1. 标本：分离病毒时收获的鸡胚尿囊液、羊水或细胞培养液，作1∶5稀释。
2. 试剂：0.5%鸡红细胞，生理盐水，pH=7.2 0.01mol/L 磷酸盐缓冲液（PBS）。
3. 其他：稀释棒、微量血凝反应板、移液器及枪头。

【实验方法】

1. 病毒微量血凝反应板每排第1~10孔每孔中滴加 PBS 0.025ml，第11孔滴加 0.05ml，共滴3排。
2. 吸取病毒抗原滴于第一列孔，每孔0.025ml，然后由左至右顺序倍比稀释至第10列孔，再从第10列孔各吸取0.025ml弃之，第11列孔未加病毒，为阴性对照；
3. 于每孔中加入0.5%鸡红细胞悬液0.025ml。
4. 置微型振荡器上振荡混匀，室温（约20℃）静置40min，或40℃60min，应在对照孔的RBC显著呈纽扣状时判定结果。加样顺序及数量见表1-14。

表1-14 血凝试验加样顺序及数量（单位：ml）

孔号	1	2	3	4	5	6	7	8	9	10	11
PBS	0.025	0.025	0.025	0.025	0.025	0.025	0.025	0.025	0.025	0.025	0.050
尿囊液	0.025	0.025	0.025	0.025	0.025	0.025	0.025	0.025	0.025	0.025	弃去0.025
病毒稀释度	1∶10	1∶20	1∶40	1∶80	1∶160	1∶320	1∶640	1∶1280	1∶2560	1∶5120	—
0.5%鸡RBC	0.025	0.025	0.025	0.025	0.025	0.025	0.025	0.025	0.025	0.025	0.25

摇匀后室温静置30~60min

【实验观察】

1. 先观察对照管，红细胞应无凝集。
2. 其他各孔红细胞凝集程度以＋＋＋＋，＋＋＋，＋＋，＋，－表示。

＋＋＋＋：全部红细胞凝集，红细胞铺满孔底，边缘不整齐。

＋＋＋：大部分红细胞凝集，红细胞铺满孔底，薄层较大。

＋＋：孔底有小圆点状，但边缘有凝集薄层。

＋：孔底有小圆点状，但边缘略有凝集薄层。

－：红细胞全部沉于孔底，呈圆点状，边缘整齐。

3. 凝集效价：能使红细胞呈＋＋凝集的病毒最高稀释度为凝集效价，表示含有一个单位血凝抗原。如上述第五管为＋＋则该病毒液效价为 1∶160，即稀释到 1∶160 时，每 25μl 中含一个血凝单位。对照管应不凝集。依次观察实验管。以能使发生"＋＋"凝集的病毒最高稀释度为凝集效价，该管稀释度即为 1 个血凝单位。

二、病毒的血凝抑制试验

常用于正黏病毒及副黏病毒等感染的辅助诊断和流行病学调查，并用于其分型与亚型的鉴定。

【实验目的】

掌握病毒血凝抑制试验原理及方法。

【实验材料】

1. 标本：4 个血凝单位流感病毒液、患者血清（1∶5）。
2. 试剂：0.5％鸡红细胞悬液、生理盐水。
3. 其他：微量血凝反应板、稀释棒等。

【实验方法】

1. 计算出含 4 个血凝单位的抗原浓度，按如下公式进行计算：抗原应稀释倍数＝血凝滴度/4。
2. 于微量血凝反应板 1～12 孔中加入 0.025ml PBS。
3. 加被检血清 0.025ml 于第 1 孔中，依次倍比稀释至第 9 孔，从第 9 孔吸出 0.025ml 弃去。第 11 孔加 1∶5 稀释的被检血清，为血清对照。
4. 与 1～10 孔均加入含 4 个血凝单位的病毒抗原液，11、12 孔未加病毒液，室温下静置 30min 或 4℃60min。
5. 滴加 0.025ml 0.5％红细胞悬液于各孔中，振荡混合后，室温下静置 40min，或 4℃60min，应在对照孔的 RBC 显著呈纽扣状时判定结果。加样顺序和数量见表 1-15。

【实验观察】

1. 结果观察：

－：表示不凝集，红细胞沉积于管底，呈边缘整齐的圆盘状。

＋：表示微量凝集。红细胞沉积于管底，呈边缘不清晰的圆盘状。

＋＋：表示凝集，红细胞沉积于管底呈环状，四周有凝集的小块。

＋＋＋：表示大部凝集，红细胞呈颗粒状凝集，边缘不整齐，有下垂趋势。

＋＋＋＋：表示完全凝集，红细胞均匀铺于管底。

表 1-15 血凝试验加样顺序及数量（单位：ml）

孔号	1	2	3	4	5	6	7	8	9	10（病毒对照）	11（血清对照）	12（RBC 对照）
生理盐水（ml）	0.025	0.025	0.025	0.025	0.025	0.025	0.025	0.025	0.025	0.025	0.025	0.025
患者血清（ml）	0.025	0.025	0.025	0.025	0.025	0.025	0.025	0.025	0.025	弃去	0.025	—
血清稀释倍数	10	20	40	80	160	320	640	1280	2560	对照	对照	对照
流感稀释病毒液（ml）	各加 0.025（第 11、12 孔血清对照和 RBC 对照未加） 放置 37℃ 20min											
0.5%鸡红细胞悬液（ml）	各加 0.025 放置 37℃ 40min											

血凝抑制效价：完全抑制血球凝集（即不凝集）的血清最高稀释度为其血凝抑制效价

2. 效价判定：对照管第 11 孔应不凝集，第 10 孔应完全凝集，依次观察各实验孔，以能完全阻止血细胞凝集（一）的血清最高稀释度为血凝抑制效价。

【注意事项】

1. 所有用过的实验材料均需煮沸消毒。
2. 血凝试验和血凝抑制试验中所用器皿应洁净干燥，避免酸碱的影响。

【思考题】

1. 试述血凝试验和血凝抑制试验原理。
2. 怎样判断鸡胚尿囊液中有无病毒？

（李　霞）

第十二章　真菌的微生物学检查

实验一　真菌形态结构观察

真菌分为单细胞和多细胞两种类型，单细胞真菌中白色念珠菌和新型隐球菌可以引起机体的深部感染，多细胞真菌又称霉菌，临床上常引起浅部感染，通常称为癣病。由于有特殊形态结构，因此形态学诊断价值较大。

一、浅部真菌感染标本的显微镜检查

浅部真菌是指主要侵犯皮肤、毛发和指（趾）甲，引起癣病的真菌，也称皮肤丝状菌。有毛癣菌属、小孢子菌属和表皮癣菌属等3个属约37种。

【实验目的】
1. 掌握浅部真菌感染标本直接检查的制片技术；
2. 熟悉浅部真菌感染标本不染色检查法。

【实验原理】
对疑为浅部真菌感染的标本，进行涂片检查，可直接观察到真菌的结构——菌丝和孢子，可以直接迅速地确定是否为真菌感染，但除少数真菌外，不能确定真菌的菌种。

【仪器和药品】
1. 标本：患者的甲屑、皮屑或毛发。
2. 试剂：10%KOH。
3. 其他：小镊子、盖玻片、载玻片、普通光学显微镜。

【实验方法】
1. 采集标本：发癣患者，可用拔毛镊子拔取脆而无光泽、易折断或带有白色菌鞘的病损部毛发，手、足、体、股癣易用钝刀在损害部位边缘轻轻刮取皮屑，甲癣可用小刀刮取病损指（趾）深层碎屑。
2. 制片：用小镊子取少许甲屑、皮屑或病发，置于载玻片中央，滴1~2滴10% KOH溶液。稍待片刻，加盖玻片，将载玻片放在火焰上方微加热，使组织或角质软化溶解，但切勿过热以免产生气泡或烤干。也可将盖玻片稍加按压，使溶解的组织分散并使其透明，吸去周围溢液避免沾污盖玻片。

【实验观察】
先用低倍镜观察有无真菌菌丝或孢子，再用高倍镜观察菌丝、孢子的特征。镜检时光线应稍弱，使视野稍暗为宜。低倍镜下，菌丝折光性较强，并可见分枝丝状体，高倍镜下，菌丝分隔，有时菌丝末端有关节孢子。

【注意事项】
1. KOH溶液的浓度以100g/L为佳，随标本角质层的厚薄而定，角质层增厚则增加浓

度，KOH 的浓度过高易干燥形成结晶影响结果观察。

2. 如要保存标本，可使用等体积的 50g/L KOH 和 250g/L 甘油的混合液。

【思考题】

怎样进行浅部真菌的临床标本检查？

二、新生隐球菌墨汁负染色法

新生隐球菌是隐球菌病的病原体。该菌在自然界中以腐物寄生性广泛存在，当人体抵抗力低下时，可趁机侵入人体而致病。本菌可以侵犯皮肤、黏膜、淋巴结、骨、中枢神经和内脏各器官，从而引起不同的临床类型，但随病情发展，最终侵犯中枢神经系统。

【实验目的】

掌握墨汁压片负染色法。

【实验原理】

新生隐球菌为单细胞酵母菌，菌体周围有宽厚荚膜，折光性强，一般染色法不易着色而难以发现。常采用墨汁负染色法，在黑色背景下可镜检到透亮菌体和宽厚荚膜。

【仪器和药品】

1. 菌种：新生隐球菌。
2. 试剂：优质墨汁。
3. 其他：载玻片、盖玻片、镊子、普通光学显微镜。

【实验方法】

1. 用接种环取培养菌液（或少量的固体培养物混悬于一滴生理盐水）2～3 环，与一滴墨汁在载玻片上混合。
2. 用镊子夹好盖玻片，覆盖于菌液上，注意先将盖玻片一边接触菌液缓缓放下，使其不产生气泡。
3. 先以低倍镜找好位置，再在高倍镜下观察有荚膜的菌细胞及芽生孢子。

【实验观察】

新生隐球菌为圆形或卵圆形，有芽生孢子，细胞外有一层胶质样荚膜，一般厚度与菌体相等。菌体和荚膜不着色、透亮，背景为黑色。

【注意事项】

1. 掌握好墨汁浓度，过浓不易观察，过淡荚膜衬托不出。
2. 掌握好菌液浓度，过浓菌体堆积不易看清结构，过淡寻找费时。
3. 液体不要太多，以免加盖玻片时外溢造成污染。

【思考题】

新生隐球菌的形态学特点？

三、白假丝酵母菌芽管和厚膜孢子形成试验

白假丝酵母菌（念珠菌）为条件致病性真菌，本菌可引起皮肤、黏膜和内脏念珠菌病。此外，尚可引起念珠菌性肉芽肿和慢性黏膜皮肤念珠菌病。

【实验目的】
掌握芽管形成及厚膜孢子形成试验的方法。

【实验原理】
白假丝酵母菌在动物血清中孢子伸长，形成芽管，借此可鉴定酵母样真菌。玉米琼脂加 Tween-80，可降低培养基的表面张力，很适宜于酵母样真菌的菌丝和芽生孢子的生长，白假丝酵母菌在此培养基上能产生厚壁孢子，借此可以鉴定。

【仪器和药品】
1. 菌种：白假丝酵母菌。
2. 培养基：玉米粉 Tween-80 琼脂平板。
3. 试剂：动物或正常人血清。
4. 其他：接种环、载玻片、盖玻片、小镊子等。

【实验方法】
1. 芽管形成实验：用无菌小试管，加动物（兔、牛、羊）或正常人血清 0.2~0.5ml，接种少量被检菌，充分振荡混合数分钟后，置 37℃ 恒温箱中孵育，每隔 1h 用接种环取一环含菌血清，置于载玻片上，加上盖玻片镜检，共检查 3 次。
2. 厚膜孢子形成试验：将白假丝酵母菌接种于玉米粉 Tween-80 琼脂平板中，置室温孵育（以 25℃ 左右为宜，不得超过 28℃）。经 24~48h 后，将菌落连同周围培养基割下一小块置于载玻片上，再以盖玻片压平，于高倍镜或低倍镜进行检查。

【实验观察】
1. 芽管形成试验　可见白假丝酵母菌由孢子长出短小的芽管。
2. 厚膜孢子形成试验　可见白假丝酵母菌形成较多壁厚、圆形的厚膜孢子，多形成在假菌丝的顶端。

【注意事项】
1. 如无玉米粉可用米汤或芋头培养基，所形成的厚膜孢子不亚于玉米粉培养基。
2. 形成厚膜孢子的温度以 25℃ 最佳。
3. Tween-80 的作用是使假菌丝及厚膜孢子均匀分散生长而不纠缠成团，并促进孢子的形成。
4. 芽管形成检查时间不得超过 3h，因 3h 后可生长假菌丝。
5. 芽管形成试验所用菌种应来自沙保葡萄糖琼脂培养基、菌龄为 24~48h，接种菌量约为 10^6/ml。
6. 芽管形成试验需用已知阳性白假丝酵母菌作对照，因为血清内可能含有芽管形成抑制物质。

【思考题】
白假丝酵母菌的鉴定方法？

（姚淑娟）

实验二　真菌培养方法

真菌培养要求不高,在普通培养基上能生长,常用沙保葡萄糖琼脂培养基培养。培养真菌的方法有大培养法及小培养法两种,大培养法主要用于患者标本的分离培养及真菌培养性状和菌落特性的观察;小培养法主要用于观察真菌发育过程及形态特点。

一、真菌大培养

【实验目的】
1. 掌握真菌的培养方法（大培养）；
2. 熟悉真菌三种典型菌落的形态特征。

【实验原理】
真菌大培养即试管法,优点是水分不易蒸发,经数日培养后肉眼可看到典型菌落。真菌菌落的形态特征及颜色有助于病原性真菌的鉴定。

【仪器和药品】
1. 菌种：新生隐球菌、白假丝酵母菌、絮状表皮癣菌。
2. 培养基：沙保葡萄糖琼脂斜面培养基。
3. 其他：恒温培养箱、接种环、试管、酒精灯。

【实验方法】
1. 分别将新生隐球菌、白假丝酵母菌以画线法接种于沙保葡萄糖琼脂斜面培养基中,用接种环钩取絮状表皮癣菌材料,点种在沙保弱氏培养基上。
2. 置 37℃ 孵育 3～7 天后,观察其菌落生长情况。

【实验观察】
真菌菌落在形态上可分为三大类：
1. 酵母型菌落：菌落圆形、较大,呈浅棕色至褐色,表面湿润光滑,边缘整齐。有荚膜真菌的菌落外观黏稠,无荚膜者不黏稠,新生隐球菌属此型菌落。
2. 类酵母型菌落：菌落较大,呈白色奶油状,表面湿润光滑。陈旧培养物颜色变深,菌落逐渐变硬或皱褶。因有伸长的芽生孢子与母细胞连接所形成的假丝长入培养基内,故称作类酵母型菌落。白假丝酵母菌属此型菌落。
3. 丝状菌落：由多数分枝的菌丝体组成疏松的菌落。一部分菌丝向上空生长并形成孢子,另一部分菌丝深入培养基下层。菌落可为棉絮状、绒毛或粉末等形状。其正面和背面又可显示各种不同颜色。絮状表皮癣菌属此型菌落。

【注意事项】
标本接种后,每周至少检查 2 次,真菌生长较慢,为防止杂菌污染,应注意无菌操作。

【思考题】
真菌菌落有几种类型？各有何特点？

二、真菌小培养

【实验目的】

1. 掌握真菌小培养的方法；
2. 熟悉青霉菌和白假丝酵母菌菌丝及孢子的特征；
3. 了解病原性真菌显微镜下的形态结构特点。

【实验原理】

真菌小培养即玻片法。用盖玻片培养真菌，其优点是可以在显微镜下直接观察，避免取样时破坏菌丝体和孢子的形态，又可观察其生长过程，对菌种的鉴定较有意义。

【仪器和药品】

1. 菌种：白假丝酵母菌或青霉菌。
2. 培养基：沙保培养基。
3. 回形针：如图1-26用铁丝或曲别针制成。
4. 其他：普通光学显微镜、平皿、载玻片、盖玻片等物品。

【实验方法】

1. 将回形针置酒精灯加热灭菌，趁热将蜡固定于载玻片上。
2. 于回形针中心部滴加预热融化的沙保培养基少许，待琼脂凝固后，将菌种接种在培养基上。
3. 盖以盖玻片，用石蜡封固，置无菌平皿内37℃或置室温培养。
4. 待生长后，用肉眼观察菌落特征，并可将玻片置显微镜下观察真菌生长发育及形态、结构特征。先用低倍镜观察，再用高倍镜仔细观察菌丝和孢子形态。

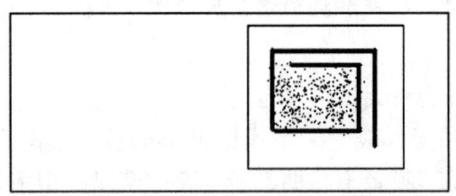

图1-26 真菌小培养（回形针法）

【实验观察】

1. 白假丝酵母菌：可见较大、圆形、壁厚的厚膜孢子及假菌丝。
2. 青霉菌：可见小分生孢子及气中菌丝。

【注意事项】

为保持平皿内一定的湿度，可在平皿内放一张滤纸片，并加200g/L甘油2～3ml浸湿滤纸片。于滤纸片上放一"U"形玻棒，将载玻片置于玻棒上，再盖上皿盖。

【思考题】

真菌的培养方法有几种？

（姚淑娟）

第十三章 分子微生物学实验

实验一 PCR法检测乙型肝炎病毒

乙型肝炎病毒（HBV）感染引起的乙型肝炎在我国发病率很高，而且HBV与肝硬化、原发性肝癌关系密切，因此，HBV的诊断极为重要。PCR检测HBV-DNA敏感性明显高于传统的血清学方法，且能显示HBV在体内复制情况，直接反映患者血液的感染性。对模棱两可的或与临床表现不符的血清学结果，PCR技术有助于明确诊断。

【实验目的】
1. 掌握PCR法检测乙肝病毒的方法；
2. 熟悉PCR法检测乙肝病毒的原理。

【实验原理】
血清中HBV颗粒经裂解、变性后，提取HBV-DNA，再用PCR扩增出大量HBV-DNA基因片段。经含溴乙锭琼脂糖电泳后，紫外灯下可显示橙红色HBV-DNA条带。PCR方法操作简便，灵敏度高，可检测出至少0.1pg的目的DNA。目前已广泛应用于多种病原微生物的检测。

【仪器和药品】
1. 试剂：
（1）HBV裂解液：醋酸钠1.7g，EDTA-2Na 4.65g，20mg/ml蛋白酶K 2.5ml，100g/L SDS 10ml，DEPC三重蒸馏水加至50ml。
（2）3mol/L醋酸钠缓冲液（pH=5.2），酚/氯仿/异戊醇混合液（25∶24∶1），无水乙醇及70%乙醇。
PCR反应液：在50μl反应体积中含有50mmol/L KCl，10mmol/L Tris·Cl（pH=8.3），1.5 mmol/L MgCl$_2$，0.1g/L明胶，0.2 mmol/L dNTPs。各为25pmol/L的两个引物：上游引物5′-TTGCCTTCTGACTTCTTTCC-3′，下游引物5′-CGAGGGAGTTCT-TCTTCTAG-3′。TaqDNA聚合酶。
（3）上样缓冲液：2.5g/L溴酚蓝、400g/L蔗糖水溶液，10mg/ml溴乙锭（EB）（具致癌性，操作时应戴手套），琼脂糖，TBE缓冲液。
（4）HBV-DNA阳性血清、HBV-DNA阴性血清。
2. 标本：待检血清。
3. 其他：PCR扩增仪、电泳仪、水平式电泳槽、紫外透射反射分析仪、微量加样器、Eppendorf管、吸头等。

【实验方法】
1. HBV-DNA提取：
（1）取待检血清200μl、HBV裂解液20μl于Eppendorf管中，60℃水浴1h，同时设阳

性、阴性对照。

(2) 加酚/氯仿/异戊醇混合液 200μl，上下颠倒混匀，14000r/min 离心 4min，吸上清液于另一新的 Eppendorf 管中。

(3) 加 1/10 体积的 3mol/L 醋酸钠缓冲液（pH=5.2）及 2 倍体积的无水乙醇，−20℃过夜。14000r/min 离心 15min，弃上清液。

(4) 加 70%乙醇至 Eppendorf 管 2/3 处，混匀，洗涤沉淀。14000r/min 离心 15min，弃上清液，室温中 10min 使乙醇挥发。

2. 加样及 PCR 扩增：

(1) 加 PCR 反应液 50μl，用 30μl 石蜡油封顶。

(2) 置于 PCR 扩增仪中，94℃变性 5min，然后进入循环：94℃ 1min、55℃ 90s、72℃ 2 min，30 个循环，最后于 72℃保温 10 min。

3. 琼脂糖电泳：取扩增产物 10μl 与 2μl 上样缓冲液混合后于 1.5%~2.0%琼脂糖凝胶中进行电泳，条件：5V/cm 恒压电泳 1h。

【实验观察】

在暗室将电泳完毕的琼脂糖凝胶放在紫外灯 300nm 下观察，可见橘红色明亮带，若标本扩增带与阳性对照扩增带处于同一位置，则 HBV-DNA 为阳性。

【注意事项】

1. 向反应管中加好所有试剂后，应立即上机扩增，以免形成过多的二聚体。
2. 阳性模板可用阳性血清代替，处理方法同上。

【思考题】

PCR 法检测乙肝病毒的原理？

实验二　免疫印迹法检测 HIV 特异抗体

免疫印迹试验（Western-blot，WB）1984 年被引入 HIV 检测，是目前检测 HIV 抗体的首选方法。它能同时检测不同 HIV-1 抗原组分的抗体，因此能够鉴别或肯定初筛检测的结果。

【实验目的】

1. 掌握免疫印迹试验（WB）检测血清抗 HIV 蛋白抗体的原理和方法；
2. 熟悉 WB 法检测 HIV 抗体的临床意义。

【实验原理】

在艾滋病病毒感染中此法检测 HIV 特异抗体，已作为 HIV 感染的确诊试验。检测时先以提纯的 HIV 裂解蛋白或者重组蛋白通过聚丙烯酰胺凝胶电泳（SDS-PAGE），使蛋白抗原按分子量大小分开形成不同的条带，再转移至硝酸纤维膜上。将此含有 HIV 抗原的硝酸纤维膜条与待检血清样品反应。如果标本中有 HIV 抗体时，抗体则与膜条上的抗原区带结合，形成抗原抗体复合物。通过清洗去除膜条上的未结合物，再用酶标抗人 IgG 抗体与膜条上的抗原抗体复合物结合，清洗后加入底物，使区带显色，即出现肉眼可见的不同区带。该法可检出不同分子质量的 HIV 蛋白相应的抗体。其敏感性和特异性均较 ELISA 法高，故常用于 HIV 抗体检测的确认试验，亦可用于 HIV-1 的分型。

【仪器和药品】

1. 试剂：HIV 抗体检测的 Western-blot 诊断试剂盒，一般包括：
(1) 结合有 HIV 蛋白的硝酸纤维素膜条；
(2) 抗 HIV-1 型和 HIV-2 型阳性对照血清；
(3) 抗 HIV-1 型和 HIV-2 型阴性对照血清；
(4) 10 倍浓缩样品稀释缓冲液；
(5) 20 倍浓缩洗膜缓冲液（使用前用蒸馏水做 1∶20 稀释）；
(6) 碱性磷酸酶或辣根过氧化物酶标记的抗人 IgG 抗体酶结合物。于每次使用前，用封闭缓冲液作 1∶1000 稀释，即为酶结合物工作溶液；
(7) 底物液；
(8) 封闭粉：脱脂奶粉。
2. 标本：待检血清或血浆。
3. 器材：恒温摇床、小镊子、吸管等。

【实验方法】

1. 配制封闭缓冲液：每次使用前新鲜配制封闭缓冲液。
(1) 将 10 倍浓缩样品稀释缓冲液用蒸馏水作 1∶20 稀释，充分混匀；
(2) 于每 20ml 稀释后的样品稀释缓冲液加入 1g 封闭粉，充分混匀、溶解，备用。
2. 检测 HIV 抗体
(1) 用镊子小心取出需要的试剂膜条，每份标本为 1 条。将膜条有号码的一端向上，分别放入孵育板槽内。每次检测应同时包括一条阳性对照和一条阴性对照；
(2) 于每个反应槽内加入 2ml 稀释后的洗膜缓冲液；
(3) 将孵育板置摇床上室温振荡孵育至少 5 min。吸出缓冲液；
(4) 于每个反应槽中加入 2ml 封闭缓冲液，随后分别加入 20μl 患者血清及阳性和阴性对照血清；
(5) 盖好孵育板，于室温下在摇床上振荡孵育 1h；
(6) 小心掀开孵育板盖以避免溅出，吸出反应液。不同的样品间需换吸头以避免交叉污染；
(7) 于每个反应槽中加入 2ml 的洗膜缓冲液，置摇床上振荡 5min，弃洗液，再重复两次；
(8) 于每个反应槽中加入 2ml 酶结合物工作溶液。盖好孵育板，室温下在摇床上振荡孵育 1h；
(9) 仔细打开孵育板盖，吸出酶结合物工作溶液；
(10) 于每个反应槽中加入 2ml 的洗膜缓冲液，置摇床上振荡 5min，弃洗液，再重复两次；
(11) 于每个反应槽中加入 2ml 底物液，盖上孵育板，室温下在摇床上振荡孵育 15 min；
(12) 小心打开板子，吸出底物液，用蒸馏水洗涤膜条数次以终止反应；
(13) 小心取出膜条，放于滤纸上，并覆以滤纸吸干水分；
(14) 把膜条贴在工作表格的纸上（非吸水纸），观察记录结果。小心保存膜条于暗处。

【实验观察】

1. 结果判断：世界各国（或结构）对免疫印迹试验的结果判定标准并不完全一致。世界卫生组织（WHO）的 HIV 抗体阳性判定标准是：有两条 env 带，有或无 gag 带或 pol 带。

在我国应根据《全国艾滋病检测技术规范》的判定标准，并参照所用试剂的说明书综合判定。

（1）HIV-1 抗体阳性（＋）：至少有两条 env 带（gp41 和 gp160/gp120）出现，或至少 1 条 env 带和 p24 带同时出现。

（2）HIV-2 抗体血清学阳性（＋）：同时符合以下两条标准可判为 HIV-2 抗体血清学阳性。

1）符合 WHO 阳性判定标准，即出现至少两条 env 带（gp36 和 gp140/gp105）。

2）符合试剂盒提供的阳性判定标准。

（3）HIV-1 抗体阴性（－）：无 HIV 抗体特异带出现。

（4）HIV-1 抗体不确定（±）：出现 HIV 抗体特异带，但不足以判定阳性。

1）HIV-1 抗体特异带包括：env 带（gp160/gp120、gp41），gag 带（p55、p24、p17、p18），pol 带（p66、p65、p51、p31）。

2）HIV-2 抗体特异带包括：env 带（gp140/gp105、gp36），gag 带（p56、p26、p16），pol 带（p68、p53、p34）。由于使用的毒株不同，HIV-2env 抗原也可为 gp125/gp80、gp36。

2. 质量控制：为保证实验结果的有效性，每次试验结果必须符合下列条件：

（1）阴性对照：在阴性对照的试剂膜条上没有出现 HIV-1 和 HIV-2 型的特异条带。标本质控带应清晰可见。

（2）阳性对照：试剂和说明书中规定的阳性对照所有相关分子两条带都必须出现。这些相关条带可能包括：env 带（gp120、gp41）、pol 带（p51/p61、p32、p11）、gag 带（p24、p17、p7）。其分子量大小可用分子量标准对应测得。

【注意事项】

1. HIV 的检测应按 2006 年卫生部颁布的《全国艾滋病检测工作管理办法》进行，检验人员和设备都应具备相应条件，应经国家或省级卫生主管部门审查批准才可进行工作。

2. 不确定结果的可能原因为：①受检者已感染 HIV，但正处于"窗口期"，未产生典型抗体应答；②待检血清含有对 HIV 抗原[最常见为 p24 和（或）p55]的交叉抗体；③HIV 的 p24 和 p31 抗体随着艾滋病的病程逐渐减少，从而导致在 WB 试验的结果从阳性转为"不确定"结果；④患有恶性肿瘤的 HIV 感染者和接受免疫抑制药物治疗的病例有可能不出现阳性反应。

3. 对 HIV 抗体不确定者，应于 3 个月后再做抗体检测。必要时可做 HIV-1 p24 抗原或 HIV 核酸测定，但检测结果只能作为辅助诊断依据，确认报告要依据血清学随访结果。

【思考题】

免疫印迹试验（WB）检测血清抗 HIV 蛋白抗体的原理？临床意义？

（姚淑娟）

第十四章 微生态学实验

实验一 肠道正常菌群的检测

肠道正常菌群的种类有近 800 种,要想把这些菌都作出正确的定性困难很大,实际上,我们只能检测其中主要的种类,作为一种指标来提示总体的结构变化。

【实验目的】
掌握肠道菌群的鉴定方法和定量技术。

【仪器和药品】
1. 标本
健康人新鲜大便标本,放入特别制备的盒内,放 4℃冰箱内贮存备用。
2. 培养基和溶液
(1) 需氧培养基 EMB、EC、SP 及 Sb 培养基。
(2) 厌氧培养基 BS、LbS、VS、EC、PS、Cd 及 BdS 培养基。
(3) 稀释液(酸性硫酸铜溶液),厌氧指示剂。
3. 气体 H_2、N_2、CO_2 钢瓶。
4. 厌氧培养装置
(1) 厌氧罐、铝制厌氧锅。
(2) 钢丝绒、催化剂、蜡烛、焦性没石子酸、凡士林等。
5. 器皿
(1) 稀释瓶(其中有带玻璃珠的)。
(2) 吸管,玻片,醛化血细胞,染色液。

【实验方法】
1. 标本均质化
(1) 称标本 用木棒挑取标本内层新鲜大便 0.5 克,加稀释液 4.5ml 放入第一稀释瓶(含玻璃珠)。
(2) 振荡 200 次/分振荡 30 分钟,即呈均质化标本。
2. 稀释
(1) 分装稀释液 以 10ml 吸管,加稀释液,从第二瓶至第九瓶内,每瓶 4.5ml。
(2) 系列稀释 用 10ml 吸管从第一瓶(均质化瓶)吸出 0.5ml,移入第二瓶,吹吸混合吸出 0.5ml。移入第三瓶,如此稀释至第九瓶,每换一个稀释度,需换吸管。
3. 滴种
(1) 稀释度选择 根据各菌的含量多少,选择适宜的稀释度滴种。
(2) 滴种 首先将培养基烤干,标记培养基及稀释度滴种。

4. 培养

待接种滴吸干,分别进行需氧及厌氧培养。

(1) 需氧培养　将 EMB、EC、Sb 及 SP 放 37℃温箱内培养 24h。

(2) 厌氧培养　将其余平板放入厌氧装置内进行厌氧培养,在 37℃下培养 48~72h。

5. 总菌数与活菌数测定

6. 初步鉴定

对在培养平板上生长的菌落要根据需氧,厌氧,菌落形态,革兰染色及镜下形态观察来初步判定是否为欲检测的目的菌。

有些菌可能在需氧平板与厌氧平板上都生长(兼性厌氧菌),此时应把厌氧平板上的此类予以除外。除外的方法,是用接种针将该菌落向周围适当位置画一线条,再进行需氧培养 24h,如线上有菌生长即为兼性厌氧菌,应予除外,不生长即为厌氧菌。

表 1-16　粪便菌群的定量培养稀释度选择表

	培养基	目的菌	稀释度
需氧	EMB	肠杆菌	4、5、6
	EC	肠球菌	3、4、5
	Sb	酵母菌	2、3、4
	SP	葡萄球菌	3、4、5
厌氧	BS	双歧杆菌	7、8、9
	LbS	乳杆菌	6、7、8
	VS	类杆菌	6、7、8
	EC	韦荣球菌	2、3、4
	PS	消化球菌	3、4、5
	Cd	小梭菌	4、5、6
	BdS	真杆菌	5、6、7

【实验记录】

1. 总菌数

2. 革兰染色

分类:革兰阴性杆菌%　　革兰阴性球菌%
　　　革兰阳性杆菌%　　革兰阳性球菌%

【思考题】

肠道中占优势的厌氧菌有哪些?

(吴庆田　崔　刚)

实验二 上呼吸道及口腔正常菌群的检测

上呼吸道及口腔正常菌群定量检测方式主要有两种，一种是按质量的定量，即每克标本的含量，另一种是按面积的定量，即每平方厘米的含量。此外，还有一种定量方法，即计相对量的方法，就是把所有可培养的菌类作为一个整体，求各个菌群的构成指标。

【实验目的】

掌握按面积计算微生物含量的方法。

【仪器和药品】

1. 培养基

BL 平板培养基、VS 平板培养基、Sb 平板培养基。

2. 试剂

稀释液、硫酸铜溶液（本溶液为处理钢丝绒用，以便厌氧罐内呈还原状态）、厌氧指示剂。

3. 其他

无菌棉拭子、稀释瓶、灭菌滤纸片（宽 1cm 长 2cm）、灭菌玻璃纸（宽 4cm 长 4cm）、压舌板、酒精灯、玻璃笔、接种环、厌氧培养罐、蜡烛、焦性没石子酸、凡士林及钢丝绒等。

【实验方法】

1. 采样部位选择

选择咽、舌、齿、齿龈及颊 5 个部位为采样部位。

2. 采样方法

（1）咽部　用压舌板将舌压低，以无菌棉拭子在悬雍垂、后咽部涂拭取样。

（2）舌　在舌面中心部以无菌棉拭子取样；另将舌面凸出，以无菌玻片在舌中心压印 30s，然后待自然干燥后，火焰固定、革兰染色。

（3）齿及齿龈　均以无菌棉拭子分别取样。

（4）颊　先将灭菌滤纸片贴于任何一侧颊面，然后覆盖上灭菌玻璃纸用舌尖抵住持续 1min，先取下灭菌玻璃纸，然后用灭菌小镊子小心取下滤纸片，注意一定不能与周围组织和唾液接触，以免影响测定结果。滤纸片取下后，放入带有玻璃珠并加有 2ml 稀释液的无菌稀释瓶内，盖上胶帽，在振荡机上振荡 15min。

3. 标本接种

（1）咽、舌、齿及齿龈部样品的接种

先将各平板分为四等份，分别写上标志，然后将相应棉拭子涂于平板边部，再用接种环划开。BL 平板培养基两块、VS 平板培养基、Sb 平板培养基各一块。第一块 BL 平板培养基放入厌氧罐厌氧培养，VS 平板培养基、Sb 平板培养基放入 37℃温箱培养。

（2）颊部样品的接种

将取得的颊部样品系列稀释至 10^{-5}，BL 平板培养基、VS 平板培养基按 10^{-1}、10^{-3} 及 10^{-5} 稀释度接种于相应标记的位置；Sb 平板培养基按 10^{-1}、10^{-2}、10^{-3} 稀释度接种于相应标记的位置。两块 BL 平板培养基及 VS 平板培养基均放入厌氧罐厌氧培养。

4. 涂片

（1）每个棉拭子标本均需涂片染色检查，然后计数革兰染色阳性、阴性杆菌及革兰染色阳性、阴性球菌所占的百分比。

（2）对于舌压片也用革兰染色，然后计数革兰染色阳性、阴性杆菌及革兰染色阳性、阴性球菌所占的百分比。

（3）颊部样品用血细胞对比测定总菌数及各类菌所占的百分比。

【实验记录】

1. 按面积的活菌数计测法

（1）首先计测出相应稀释度的某菌落的菌落平均数；

（2）然后按重量测得活菌数，再除以滤纸片的表面积即得结果。

注：放玻璃珠的均质化标本瓶内菌液稀释度记为 10^{-1}。

2. 构成比的计测法

（1）将培养基上生长的同一种菌落数分别计算出来；

（2）将培养基上生长的同一种菌落加在一起，得出可培养的菌落总数；

（3）按下述公式计算出某菌落的构成比

$$菌落\% = \frac{某菌落菌落数}{总菌落数} \times 100\%$$

记录方法见表 1-17：

表 1-17 上呼吸道及口腔菌群百分比计测表

培养基	不同标本菌落百分比计测结果			
	咽	舌	齿	齿龈
BL（第一块）				
BL（第二块）				
VS				
Sb				

BL 是非选择培养基，在记录时应根据菌落及涂片镜检结果，初步作出菌种的鉴定，然后再根据此鉴定按菌的百分比计测，VS 为韦荣小球菌的选择培养基，Sb 为酵母菌的选择培养基，计测结果按上表格式写在实验报告中。

3. 涂片记录

将上述各类标本的涂片结果按革兰染色结果的类别记录于报告中，记录顺序按咽、舌、齿、齿龈及颊部。

【思考题】

为什么咽、舌、齿及齿龈部的细菌分布不一样？

（任继秋　杨春佳）

第二篇　人体寄生虫学实验

第十五章　蠕　虫

　　蠕虫是指借助肌肉收缩而使身体做蠕形运动的一类多细胞无脊椎动物，包括扁形动物门、线形动物门、环节动物门和棘头动物门所属的各种动物。医学蠕虫主要包括吸虫纲、绦虫纲和线虫纲内的一些虫种。

一、形态特征

　　1. 吸虫：成虫外观呈叶状或长舌状，背腹扁平；体不分节，通常具有口吸盘与腹吸盘，无体腔；多数雌雄同体；消化道不完整，肛门已退化，肠管终于盲端；光镜下虫卵有卵盖（日本血吸虫卵较特殊）。

　　2. 绦虫：成虫外观扁长如带，体分节，虫体通常分为头节、颈节及分节的链体；无体腔；雌雄同体；生殖器官发达；消化器官退化；虫卵呈圆球形，内含六钩蚴（圆叶目绦虫）。

　　3. 线虫：成虫外观呈线形或圆柱形，体不分节，虫体内有原体腔；雌雄异体，雄虫一般比雌虫小，且雄虫尾端多向腹面卷曲或膨大成交合伞。生殖系统：雄虫多为单管型，雌虫多为双管型；消化道完整；光镜下虫卵无卵盖。

二、常见虫种简介

　　见表2-1、表2-2、表2-3。

表2-1 人体常见寄生吸虫简介表

虫种	寄生部位	感染期	感染方式	中间宿主（或媒介）	终宿主	保虫宿主	病原检查方法	备注
华支睾吸虫	肝胆管	囊蚴	口	1. 豆螺、沼螺 2. 淡水鱼虾	人	猫、犬、猪、鼠等	粪便、十二指肠引流液查虫卵	
卫氏并殖吸虫	肺、皮肤、肝、脑等	囊蚴	口	1. 川卷螺 2. 石蟹、蝲蛄	人	猫、犬、虎、豹、狐等	痰、粪检虫卵	有异位寄生 有转续宿主
布氏姜片吸虫	小肠	囊蚴	口	1. 扁卷螺 2. 水生植物（植物媒介）	人	猪等	粪检虫卵	
斯氏狸殖吸虫	皮肤、肝、脑、肺等	囊蚴	口	泥泞拟钉螺、中国小豆螺	果子狸、犬、猫等		皮下结节活检查童虫	幼虫移行症
血吸虫	门静脉-肠系膜下静脉	尾蚴	皮肤	钉螺	人	牛、马、犬、羊、猪等	粪检虫卵、毛蚴孵化法、直肠黏膜活检	异位损害

表2-2 人体常见寄生绦虫简介表

虫种	寄生部位	感染期	感染方式	中间宿主（或媒介）	终宿主	保虫宿主	病原检查方法	备注
猪带绦虫	成虫：小肠 囊尾蚴：皮下、肌肉、眼、脑	猪囊尾蚴、虫卵	口、自身感染	猪、人	人	无	成虫：查孕节、查虫卵 幼虫：结节活检	孕节成熟后脱落自肛门排出
牛带绦虫	小肠	牛囊尾蚴	口	牛	人	无	查孕节、查虫卵	孕节成熟后脱落自肛门排出
短膜壳绦虫	小肠	虫卵、似囊尾蚴	口、自身感染	蚤、甲虫	人	鼠	粪检虫卵、查孕节	自体增殖
细粒棘球绦虫	棘球蚴寄生人肝、皮下、肺等	虫卵	口	人、羊、牛、骆驼等	犬、狼、豹		体液穿刺液检查原头蚴	棘球蚴破裂可引起过敏性休克，有转续宿主
曼氏迭宫绦虫	裂头蚴寄生人皮下、口、眼、脑、内脏等	原尾蚴、裂头蚴	皮肤黏膜、口	1. 剑水蚤 2. 蝌蚪、人	犬、猫、虎、人等	犬、猫等	局部检获裂头蚴、粪检虫卵	继发感染

第十五章 蠕虫

表2-3 人体常见寄生线虫简介表

虫种	寄生部位	感染期	感染方式	中间宿主（或媒介）	终宿主	保虫宿主	病原检查方法	备注
蛔虫	小肠	含蚴卵	口	无	人	无	粪检虫卵	钻孔导致并发症
鞭虫	盲肠	含蚴卵	口	无	人	无	粪检虫卵	
蛲虫	盲肠、结肠、直肠	含蚴卵	口	无	人	无	透明胶纸法查虫卵	宿主睡眠时至肛门外产卵
钩虫	小肠上部	丝状蚴	皮肤、口	无	人	无	粪便饱和盐水浮聚法查虫卵、钩蚴培养法	
丝虫	淋巴系统	丝状蚴	蚊媒	蚊	人	马来丝虫有	夜间采血查微丝蚴	微丝蚴有夜现周期性
旋毛虫	成虫：小肠 幼虫：横纹肌	幼虫囊包	口	人、犬、猪、鼠、猫等	人	犬、猪、鼠、猫等	肌肉活检法查幼虫	

实验一 华支睾吸虫

华支睾吸虫（*Clonorchis sinensis*）又称肝吸虫（liver fluke），寄生于人及哺乳动物的肝内胆管，引起肝吸虫病，属食源性寄生虫病。主要因生食或半生食含囊蚴的淡水鱼虾感染。

【实验目的】

1. 掌握华支睾吸虫成虫、虫卵的形态特点，为该病的确切诊断奠定基础。
2. 掌握鱼肉内囊蚴检查方法。
3. 熟悉生活史各期幼虫的形态特征，尤其是囊蚴、尾蚴。
4. 了解中间宿主的形态特征。
5. 了解华支睾吸虫所致肝胆管病变特征。

【实验内容】

（一）自学标本

1. 华支睾吸虫卵（玻片标本）：显微镜观察。

为寄生人体蠕虫卵中最小的虫卵。低倍镜下，虫卵呈淡黄褐色，芝麻粒状，大小 29μm×17μm。换高倍镜观察，虫卵形似灯泡，前窄后宽，前端有明显的卵盖及肩峰，其对侧有点状棘突，卵内含一成熟的毛蚴（图 2-1）。

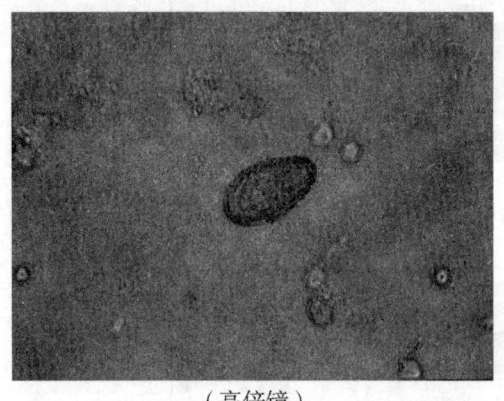 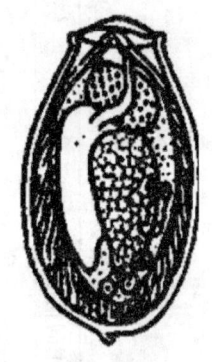

（高倍镜）

图 2-1 华支睾吸虫虫卵

2. 华支睾吸虫成虫（卡红染色玻片标本）：肉眼及显微镜观察（图 2-2）。

虫体扁平，柳叶状，前端尖细，后端较钝圆。口吸盘位于虫体前端，腹吸盘位于虫体前 1/5 处的腹面，口吸盘略大于腹吸盘。

消化系统：有口、咽、短的食道和两支肠管，肠支沿虫体两侧向后直行，终于盲端。

生殖系统：雄性生殖器官有 1 对分支状睾丸，位于虫体后 2/3 处，分叶状卵巢位于睾丸前方。受精囊大而明显，呈椭圆形。子宫盘曲在虫体中部，卵黄腺分布于虫体中部两侧。

（二）示教标本

1. 华支睾吸虫成虫（瓶装固定标本）：肉眼或放大镜观察。

虫体狭长，灰白色，较薄，半透明。大小（10～25）mm×（3～5）mm。虫体后 1/3 处见两个分支状睾丸，前后排列。中前部见深色盘绕的子宫。肠支分布体两侧。

2. 中间宿主（瓶装标本）：肉眼观察。

第一中间宿主豆螺、纹沼螺：表面光滑，螺纹少。

第二中间宿主淡水鱼、淡水虾。

3. 生活史各期幼虫（卡红染色玻片标本）：显微镜观察。

（1）毛蚴：近梨形，周身披有纤毛，运动活跃，体内有顶腺、头腺、胚细胞等结构，不甚清晰。

（2）胞蚴：呈袋状，具有囊状体壁，内含胚细胞、胚团和正在发育中的雷蚴，无消化器官。

（3）雷蚴：呈长袋状，有口、咽及单一肠支，可见胚细胞、胚团及正在发育中的尾蚴。

（4）尾蚴：略似烟斗状，具椭圆形体部及弯曲的尾部。体部有口、腹吸盘、原肠及排泄器官。尾部细长，不分叉（图2-3）。

（5）囊蚴：近圆形，直径120～140μm，有两层囊壁，囊内含后尾蚴，可见口、腹吸盘、肠管雏形及含黑褐色颗粒的排泄囊（图2-4）。

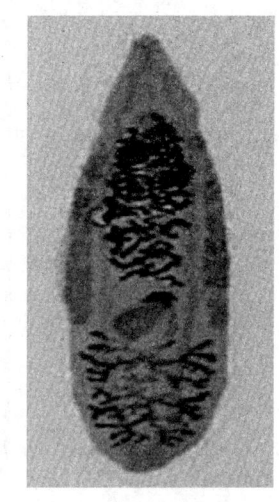

图2-2 华支睾吸虫成虫

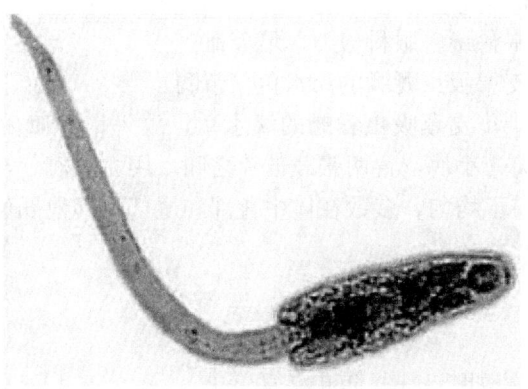

图2-3 华支睾吸虫尾蚴（高倍镜）

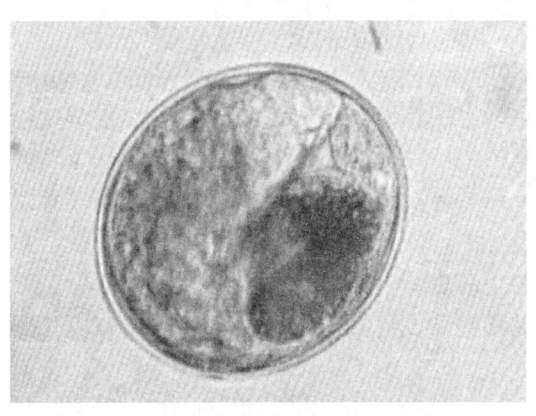

图2-4 华支睾吸虫囊蚴（高倍镜）

4. 图片：肝胆管病理切片（图2-5）。

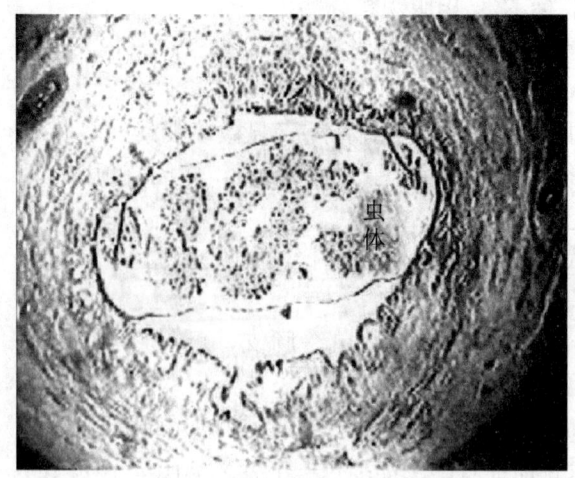

图2-5 华支睾吸虫寄生于胆管腔

（三）技术操作

鱼肉压片法检查囊蚴。

1. 材料：载玻片、眼科镊、眼科剪刀、培养皿。
2. 感染动物：含华支睾吸虫囊蚴的淡水鱼（市购）。
3. 操作方法：取感染华支睾吸虫囊蚴的淡水鱼，放入培养皿内，用镊子、剪刀轻轻刮去鱼鳞，从鱼背剪取肌肉一小块，置两张载玻片之间，用力压薄。在低倍镜或解剖镜下查找囊蚴。肌肉中的囊蚴分布不均匀，多数在体中背部和尾部，其他部位少见。

（四）观看教学录像

内容自选。

【注意事项】

1. 鱼肉压片法检查囊蚴时，注意防止误食感染。
2. 华支睾吸虫虫卵最小，镜下需仔细寻找。

【实验报告】

1. 绘制华支睾吸虫虫卵。
2. 填写成虫模式图各部位结构名称。
3. 填写鱼肉压片检查结果。

【思考题】

1. 吸虫形态有何特点？
2. 简述华支睾吸虫的生活史。
3. 华支睾吸虫病常见哪些并发症？

（蔡连顺）

实验二 布氏姜片吸虫

布氏姜片吸虫（*Fasciolopsis buski*）又称肠吸虫（intestinal fluke），寄生于人及哺乳动

物的小肠，引起肠吸虫病。主要因生食或半生食含囊蚴的荸荠、茭白、红菱等水生植物感染。

【实验目的】

1. 掌握布氏姜片吸虫成虫、虫卵的形态特征。
2. 熟悉中间宿主及植物媒介。

【实验内容】

(一) 自学标本

1. 布氏姜片吸虫卵（玻片标本）：显微镜观察。

为寄生人体蠕虫卵中最大的虫卵，低倍镜观察即可。卵呈长椭圆形，大小 (130～140) $\mu m \times (80～85)$ μm。淡黄色，卵壳薄。一端有不明显的卵盖，卵内含1个卵细胞和20～40个卵黄细胞（图2-6）。

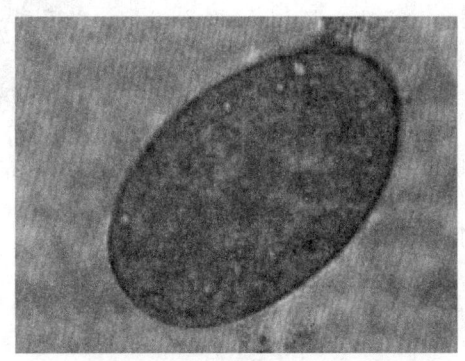

图2-6 布氏姜片吸虫卵

2. 布氏姜片吸虫成虫（卡红染色玻片标本）：肉眼及显微镜观察（图2-7）。

虫体长椭圆形，似姜片，大小 (20～75) mm × (8～20) mm。口吸盘位于虫体前端，较小，腹吸盘呈漏斗状，较口吸盘大4～5倍，两吸盘间距较小。

消化系统：与华支睾吸虫成虫相似，但肠管于虫体两侧各形成4～6个弯曲，至虫体后终于盲端。

生殖系统：雄性生殖器官有睾丸1对，前后排列，高度分支，占虫体后半部。雌性生殖器官有卵巢1个，分支状，位于睾丸之前。梅氏腺圆形。缺受精囊，卵黄腺发达，分布于虫体两侧。其余同华支睾吸虫。

(二) 示教标本

1. 成虫（瓶装标本）：肉眼观察。

虫体长椭圆形，肥厚，是寄生人体的最大吸虫。活体肉红色（图2-8），固定标本呈灰白色，可见明显的漏斗状腹吸盘。虫体后1/2处有2个睾丸，似珊瑚状分支，前后排列。

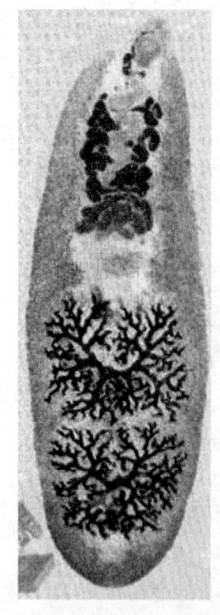

图2-7 布氏姜片吸虫成虫

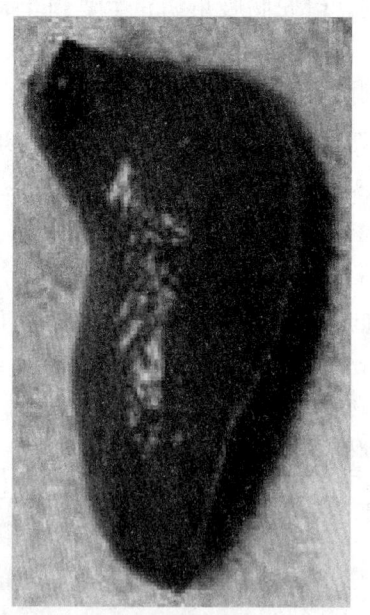

图2-8 布氏姜片吸虫活虫

2. 中间宿主（瓶装标本）：肉眼观察。

第一中间宿主扁卷螺：形似蜗牛，浅棕色，表面光滑。

第二中间宿主（植物媒介）：荸荠、茭白、红菱。

【实验报告】

1. 绘制布氏姜片吸虫虫卵。
2. 填写成虫模式图各部位结构名称。

【思考题】

简述布氏姜片吸虫的感染途径和感染方式。

（蔡连顺）

实验三 卫氏并殖吸虫

卫氏并殖吸虫（*Paragonimus westermani*）又称肺吸虫（lung fluke），主要寄生于人及哺乳动物的肺脏，还可异位寄生于肝、脑、皮肤、心脏等组织器官，引起肺吸虫病。主要因生食或半生食含囊蚴的淡水蝲蛄、溪蟹感染，饮疫水或通过转续宿主也可感染。

【实验目的】

1. 掌握卫氏并殖吸虫成虫的寄生部位及形态特点。
2. 掌握卫氏并殖吸虫虫卵的形态特点，为实验室诊断奠定基础。
3. 熟悉肺部病理特征。
4. 了解中间宿主的形态特征。
5. 了解囊蚴和尾蚴的形态特征。

【实验内容】

（一）自学标本

1. 卫氏并殖吸虫卵（玻片标本）：显微镜观察。

呈金黄色，形态多样，两侧常不对称，一般为椭圆形，中等大小，直径（80～118）μm×（48～60）μm。卵壳厚薄不均，一端有卵盖，较宽大，卵盖对侧卵壳增厚。卵内含1个卵细胞和十多个卵黄细胞，在固定标本里不易区分（图2-9）。

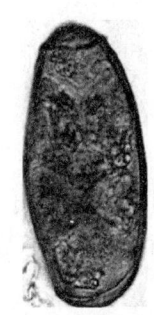
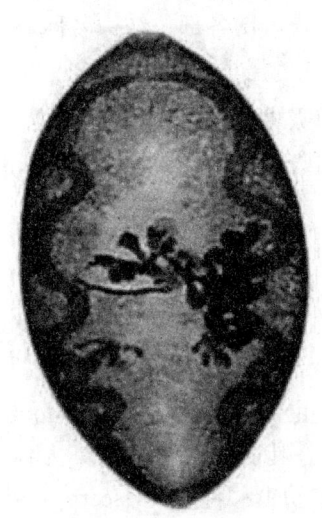

图2-9 卫氏并殖吸虫卵　　　　　图2-10 卫氏并殖吸虫成虫

2. 卫氏并殖吸虫成虫（卡红染色玻片标本）：肉眼及显微镜观察（图2-10）。

虫体椭圆形，口、腹吸盘大小相似，腹吸盘位于虫体中横线之前。消化道有口、咽、短的食管和两支肠管，肠管在虫体两侧作螺旋状弯曲。睾丸和卵巢分叶状，2个睾丸并列于虫体后部，卵巢与子宫并列于腹吸盘之后，此为虫名的来由。卵黄腺分布虫体两侧，自体前与咽相平处直达虫体后端，生殖孔位于腹吸盘后方。

（二）示教标本

1. 成虫（瓶装标本）：肉眼或放大镜观察。

虫体肥厚，形似蓖麻，背面隆起，腹面扁平，灰白色。长7.5～12mm，宽4～6mm，厚3.5～5.0mm。在腹部中央稍前方，可见腹吸盘。

2. 中间宿主（瓶装标本）：肉眼观察。

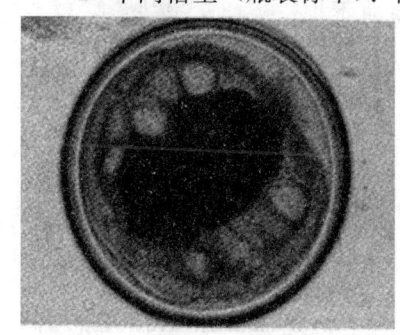

第一中间宿主川卷螺：体大，黑褐色，螺纹粗大，壳不光滑。

第二中间宿主淡水蝲蛄、溪蟹：为甲壳纲节肢动物。

3. 囊蚴：近圆形，直径300～400μm，大于肝吸虫囊蚴。囊内可见吸盘、弯曲的肠支和黑褐色排泄囊（图2-11）。

4. 尾蚴：体部椭圆形，尾部短小呈球状，属短尾尾蚴。

5. 感染肺吸虫的犬肺（瓶装病理标本）：肺组织表面有结节样隆起，囊内有成虫寄生。

图2-11 卫氏并殖吸虫囊蚴

(三) 观看教学录像

内容自选。

【注意事项】

卫氏并殖吸虫虫卵外形多变，观察时需注意结构特征，以免判断有误。

【实验报告】

1. 绘制卫氏并殖吸虫虫卵。
2. 填写成虫模式图各部位结构名称。

【思考题】

1. 卫氏并殖吸虫的感染途径有哪些？
2. 卫氏并殖吸虫病的实验室诊断方法有哪些？
3. 如何预防卫氏并殖吸虫病？

（蔡连顺）

实验四　斯氏狸殖吸虫

斯氏狸殖吸虫（*Pagumogonimus skrjabini*）为我国独有的虫种，是以兽为主的人兽共患寄生虫，人不是其适宜宿主，感染人体后，主要引起皮肤幼虫移行症（cutaneous larva migrans）和内脏幼虫移行症（visceral larva migrans）。

【实验目的】

熟悉斯氏狸殖吸虫成虫、虫卵的形态特征。

【实验内容】

(一) 自学标本

成虫（瓶装固定标本）：肉眼或放大镜观察。

虫体呈梭形，前宽后窄，两端较尖，腹吸盘水平稍下最宽，大小为（11.0～18.5）mm×（3.5～6.0）mm。腹吸盘位于体前 1/3 处，略大于口吸盘。卵巢分支细而多，与盘曲的子宫并列于腹吸盘后。2 个分支状睾丸左右并列于虫体后 1/3 处（图 2-12）。

(二) 示教标本

1. 虫卵（玻片标本）：显微镜观察。

虫卵与卫氏并殖吸虫卵相似，椭圆形，不对称，卵壳厚薄不均，卵盖大，卵盖对侧卵壳增厚。其大小有地域差异，平均为 71μm×48μm。

2. 中间宿主（瓶装标本）：肉眼观察。

第一中间宿主泥泞拟钉螺、中国小豆螺。

第二中间宿主溪蟹。

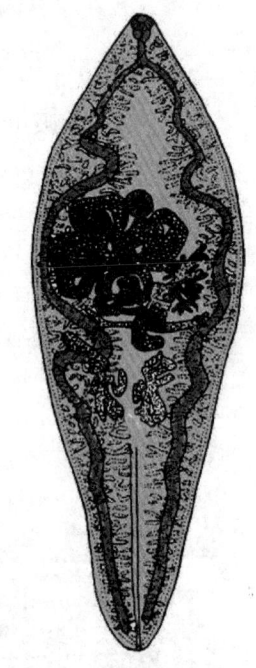

图 2-12　斯氏狸殖吸虫成虫

【思考题】

斯氏狸殖吸虫与卫氏并殖吸虫形态、生活史有何不同？

（蔡连顺）

实验五 日本血吸虫

日本血吸虫（*Schistosoma japonicum*）也称血吸虫（blood fluke），寄生于人和哺乳动物的静脉血管内，引起血吸虫病，因皮肤接触含尾蚴的疫水感染。该病为世界十大热带病之一，也是我国五大寄生虫病之一。

【实验目的】

1. 掌握日本血吸虫虫卵的形态特征及虫卵肉芽肿的形成机制。
2. 掌握日本血吸虫成虫的主要形态特征及寄生部位。
3. 熟悉尾蚴的形态特征及感染方式。
4. 了解中间宿主的形态特征。

【实验内容】

（一）自学标本

1. 日本血吸虫卵（玻片标本）：显微镜观察。

淡黄色，椭圆形，平均大小为 89μm×67μm，卵壳薄，卵壳周围常黏附许多粪渣或组织碎片。无卵盖，卵壳一侧可见侧棘，有的角度看不到。卵内含有 1 个梨形毛蚴（图 2-13）。

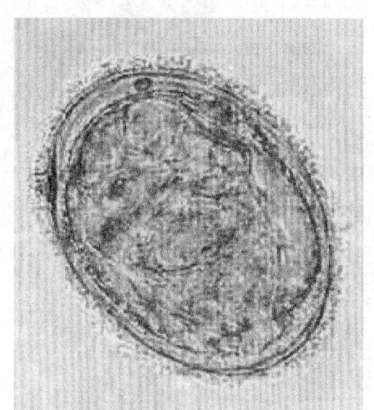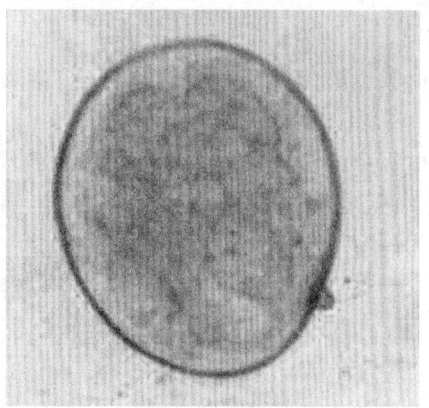

图 2-13 日本血吸虫卵（高倍镜）

黑卵：变性或死亡的虫卵，灰白或黑褐色，无折光，结构模糊，轮廓不清。

2. 日本血吸虫成虫（卡红染色玻片标本）：肉眼及显微镜观察。寄生人体的吸虫中，唯有血吸虫雌雄异体（图 2-14）。

消化器官：包括口、食道、肠管，无咽。肠在腹吸盘后分为两支，延伸至虫体中部，汇合成单一的盲管。

生殖系统：

雌虫：低倍镜观察，口腹吸盘位于虫体前端，腹吸盘稍大于口吸盘，略突出。卵巢 1 个，深红色长椭圆形，位于虫体中部。子宫直管状，位于卵巢的前方，内含虫卵 50～300 个。卵黄腺位于卵巢后方的肠管周围。肠管内含有消化宿主红细胞残留的色素，故呈黑褐色。

雄虫：低倍镜观察，腹吸盘与口吸盘相近，并向外突出成杯状。虫体前端为圆柱状，自腹吸盘以后呈扁平状，其两侧向腹面卷曲形成抱雌沟。睾丸 7 个，位于腹吸盘之后，呈串珠

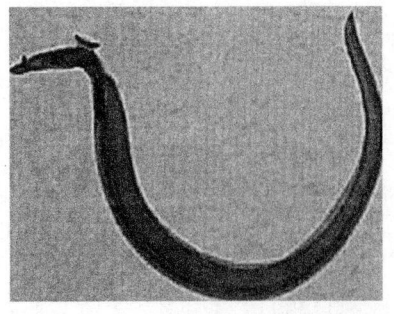
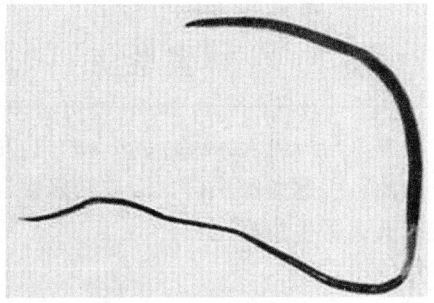

图 2-14 日本血吸虫雄虫（左）和雌虫（右）

状排列。

（二）示教标本

1. 成虫（瓶装固定标本）：肉眼或放大镜观察。

雌虫细长，12～28mm，雄虫粗短，10～20mm。自腹吸盘以下，雄虫凭借抱雌沟，与雌虫呈雌雄合抱状态（图 2-15）。

2. 中间宿主钉螺：肉眼观察。水陆两栖的小型淡水螺，形似小螺丝钉，长度不超过 1cm，灰褐色，螺壳前宽后尖，有 6～7 个螺旋。

3. 感染血吸虫的兔肝（瓶装病理标本）：肉眼观察。肝组织上可见许多灰白色虫卵结节。

4. 感染血吸虫的兔肠系膜（瓶装病理标本）：肉眼观察。在肠系膜静脉中有血吸虫成虫寄生，雌虫后半部因吸血而呈黑褐色。

5. 尾蚴（卡红染色玻片标本）：显微镜观察。虫体大小（280～360）μm×（60～95）μm，分体部和尾部。体部呈长椭圆形，前端腹面有口，腹吸盘位于体后 1/3 处；尾部细长，末端分叉，故又叫叉尾尾蚴（图 2-16）。

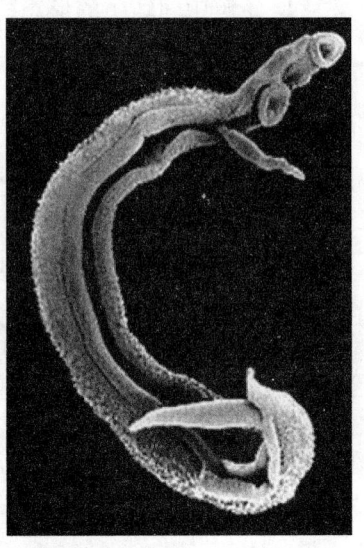

图 2-15 日本血吸虫雌雄合抱

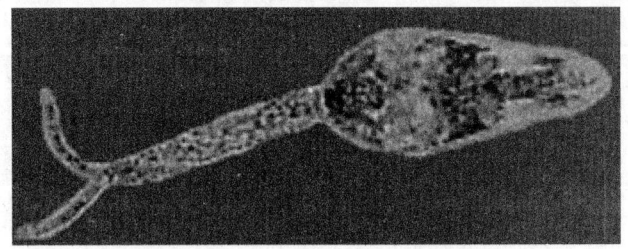

图 2-16 日本血吸虫尾蚴（高倍镜）

（三）观看教学录像

内容自选。

【注意事项】

日本血吸虫卵容易与脱蛋白质膜的蛔虫卵及钩虫卵混淆，注意鉴别。

【实验报告】

1. 绘制日本血吸虫虫卵。
2. 填写雌雄成虫模式图各部位结构名称。

【思考题】

1. 日本血吸虫形态及生活史与其他吸虫有何不同?
2. 日本血吸虫的实验诊断方法有哪些?
3. 日本血吸虫的致病阶段有哪些?哪个阶段致病最严重?
4. 简述日本血吸虫虫卵的致病机制。

(蔡连顺)

实验六 链状带绦虫
(猪带绦虫 猪肉绦虫 有钩绦虫)

链状带绦虫(*Taenia solium*)寄生于人体小肠,引起猪带绦虫病。幼虫囊尾蚴寄生于人及猪的皮下、肌肉、脑、眼等组织器官,引起猪囊尾蚴病,属食源性寄生虫病。

【实验目的】

1. 掌握链状带绦虫头节、成节、孕节的形态特征,区别于其他绦虫。
2. 掌握链状带绦虫囊尾蚴及虫卵的形态特征。
3. 熟悉猪囊尾蚴病的 ELISA 检测方法。
4. 了解囊尾蚴活力测定、囊尾蚴的剥离及压片检查方法。

【实验内容】

(一) 自学标本

1. 头节(卡红染色玻片标本):显微镜观察。圆球形,较小,可见 4 个杯形吸盘,顶部有一向前突出的顶突,其上有两圈小钩,25~50 个,内外排列(图 2 - 17)。

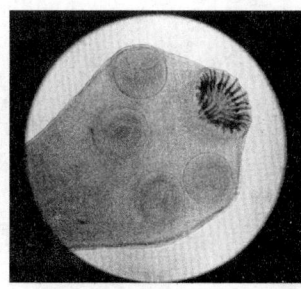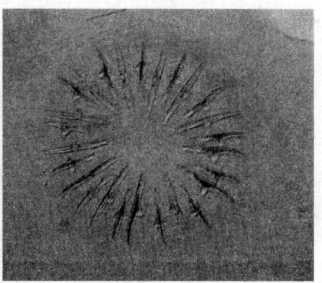

图 2 - 17 链状带绦虫头节(左)及小钩(右)(高倍镜)

2. 成节(卡红染色玻片标本):肉眼及显微镜观察。外观略呈方形,侧面有一生殖孔。每节具有雌雄生殖器官各一套。卵巢位于节片的后半部,分左右 2 叶及中央小叶,子宫单管形,终为盲端。睾丸滤泡状,150~200 个,分布于节片背侧(图 2 - 18)。

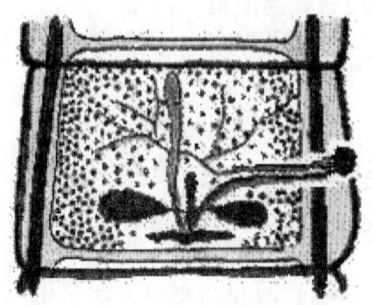
图 2-18 链状带绦虫成节

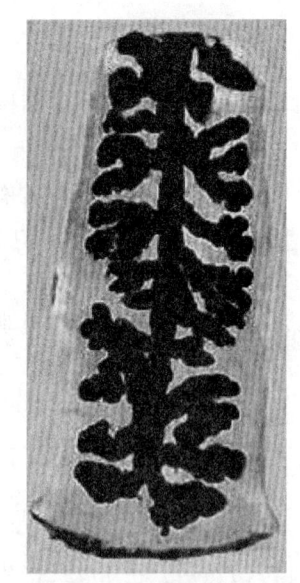
图 2-19 链状带绦虫孕节

3. 孕节（墨染玻片标本）：肉眼或低倍镜观察（图 2-19）。

节片呈长方形，较薄，子宫呈树枝状分支，每侧 7～13 支，排列不整齐。每个孕节约含 4 万个虫卵。

4. 囊尾蚴（玻片标本）：低倍镜观察。椭圆形或不规则状，头节盘曲在囊内，上有顶突、小钩及 4 个吸盘。

5. 带绦虫卵（玻片标本）：显微镜观察。呈圆球形，棕黄色，31～43μm，卵壳薄而脆弱，多已脱落。常看到外层较厚的胚膜，上具放射状条纹，内含一个六钩蚴。链状带绦虫卵、肥胖带绦虫卵和细粒棘球绦虫卵在光镜下难以区别，通称带绦虫卵（图 2-20）。

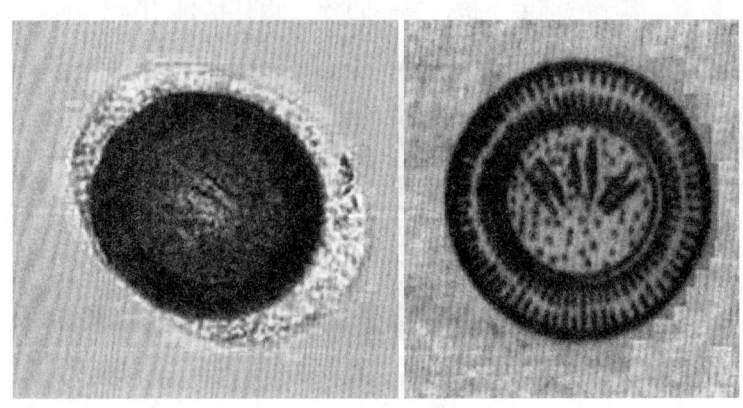
图 2-20 带绦虫卵（高倍镜）

（二）示教标本

1. 成虫（瓶装固定标本）：肉眼观察（图 2-21）。

虫体呈扁平带状，乳白色，半透明，分节，长 2～4m。头节微小，圆球形，直径 0.6～1.0mm。后接纤细颈节，长 5～10mm。链体分 700～1000 个节片，近颈节端为宽短的幼节，下连方形的成节,孕节长大于宽。

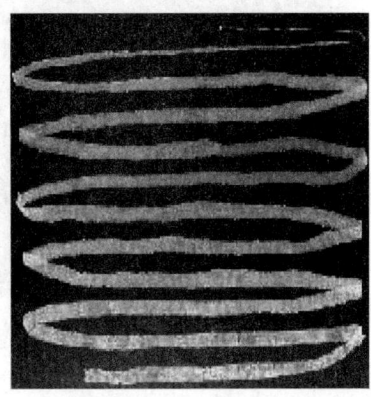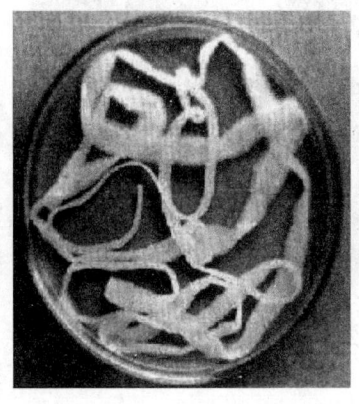

图 2-21 链状带绦虫成虫

2. 猪囊尾蚴寄生的病理标本(瓶装标本):取自含猪囊尾蚴的猪多种组织器官,10%甲醛溶液浸制。肉眼观察,可见椭圆形、乳白色的囊尾蚴(图 2-22)。

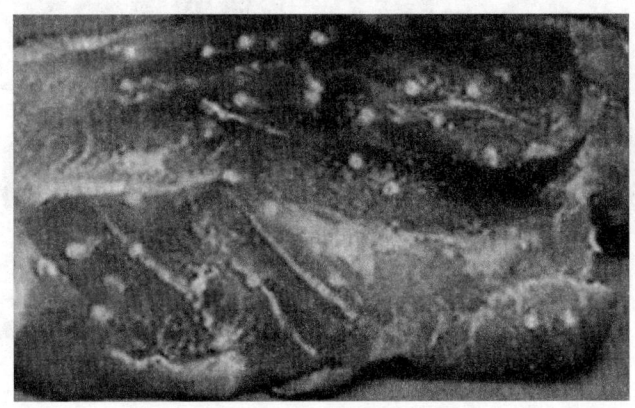

图 2-22 猪肉中囊尾蚴(痘猪肉)

3. 剥离的单个囊尾蚴标本(瓶装标本):肉眼观察(图 2-23)。椭圆形,乳白色,半透明,黄豆大小。囊内充满液体,囊内有一米粒大小的白点,即凹入的头节,两种带绦虫的囊尾蚴肉眼难以区别。

4. 头节翻出的囊尾蚴(图 2-24)。

5. 猪囊尾蚴寄生于人体皮下组织。

6. 猪囊尾蚴寄生于人体脑部(图 2-25)。

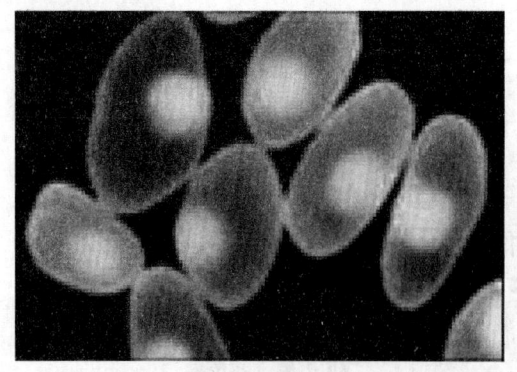
图2-23 链状带绦虫囊尾蚴

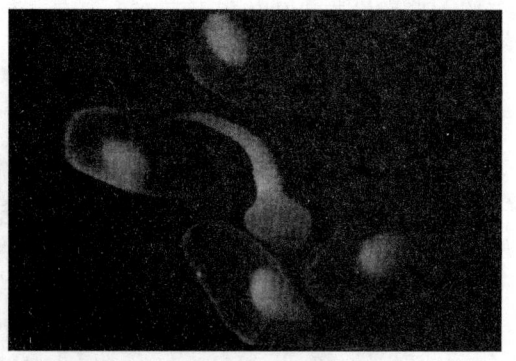
图2-24 头节翻出的囊尾蚴

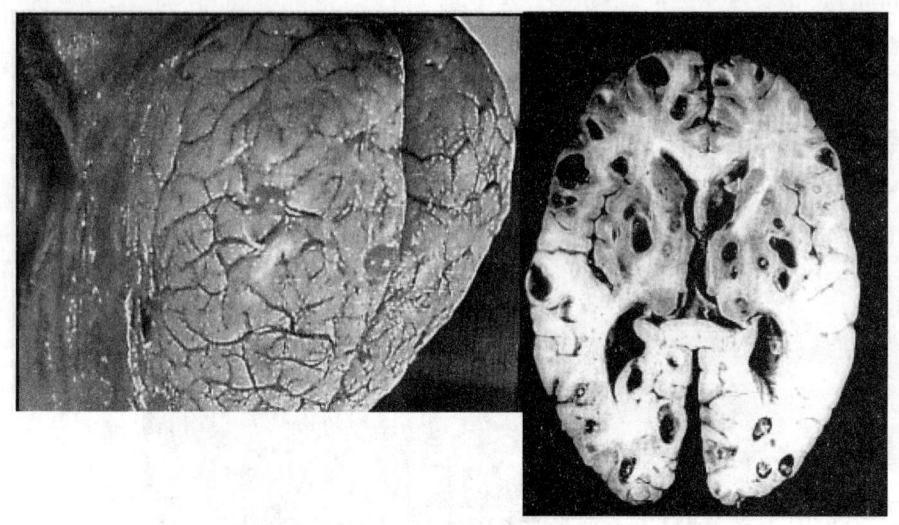
图2-25 猪囊尾蚴寄生于人体脑部

(三)技术操作

1. 囊尾蚴的剥离及压片检查。

材料：载玻片、眼科镊、眼科剪刀、培养皿、囊尾蚴寄生的猪肉。

操作方法：在猪肉中找到白色囊尾蚴，用剪刀和镊子剥去外层的肌纤维及囊壁外包膜，将取出的囊状物放在两张载玻片之间，用滤纸吸干周边的液体，防止囊状物滑动，两手各持载玻片一端，用力将囊体挤破压薄。在低倍镜下观察，如见头节、顶突及小钩，即为猪囊尾蚴。

2. 囊尾蚴活力试验：囊尾蚴孵化法。

仪器和材料：恒温培养箱、培养皿、生理盐水、猪胆汁、剥离的猪囊尾蚴。

操作方法：取新鲜猪胆汁过滤，配制20%～50%的生理盐水胆汁液，即孵化液，取适量倒入培养皿中。将剥离的囊尾蚴置于培养皿中，置25～30℃恒温培养箱中，2～3小时后观察，活的囊尾蚴可见头节翻出、摆动。

3. 猪囊尾蚴病的ELISA检测方法。

原理：以免疫学反应为基础，将抗原、抗体的特异性反应与酶对底物的高效催化作用相结合。

操作方法：自制抗原包被或采用人囊虫病检测试剂盒。

【注意事项】

试验所用器材用后严格消毒。

【实验报告】

1. 绘制带绦虫卵。
2. 绘制链状带绦虫头节。
3. 绘制链状带绦虫孕节。
4. 填写技术操作及结果。

【思考题】

1. 说说人是如何感染囊尾蚴病的？
2. 如何诊断囊虫病？
3. 驱绦虫时如何考核疗效？

（蔡连顺）

实验七　肥胖带绦虫
（牛带绦虫　牛肉绦虫　无钩绦虫）

肥胖带绦虫（Taenia saginata）寄生于人体小肠，引起肥胖带绦虫病，属食源性寄生虫病。

【实验目的】

1. 掌握肥胖带绦虫的头节、成节、孕节的形态特征。
2. 掌握牛囊尾蚴的形态特征。
3. 熟悉孕节压片检查法。

【实验内容】

（一）自学标本

1. 头节（卡红染色玻片标本）：显微镜观察。呈方形，稍大，直径1.5～2.0mm，有4个吸盘，但无顶突及小钩（图2-26）。

2. 成节（卡红染色玻片标本）：肉眼及显微镜观察。卵巢分左右两叶，其他基本同链状带绦虫（图2-27）。

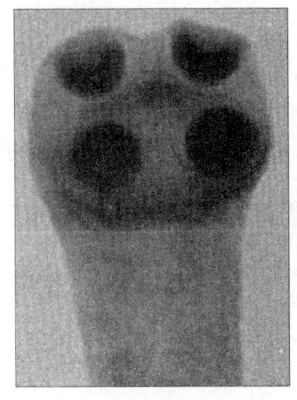

图2-26　肥胖带绦虫头节（低倍镜）

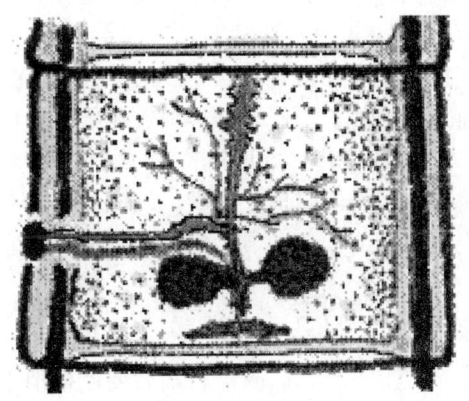

图2-27　肥胖带绦虫成节

3. 孕节（墨染玻片标本）：肉眼或低倍镜观察。节片长方形，较厚，每侧子宫分支为15支以上，排列整齐（图2-28）。

4. 囊尾蚴（玻片标本）：低倍镜观察，形态同链状带绦虫囊尾蚴，但头节上缺顶突及小钩。

（二）示教标本

1. 成虫（瓶装固定标本）：肉眼观察（图2-29）。

体长4～8m，乳白色，不透明，节片肥厚。头节方形，后接纤细颈节。链体由1000～2000个节片组成，余同链状带绦虫。

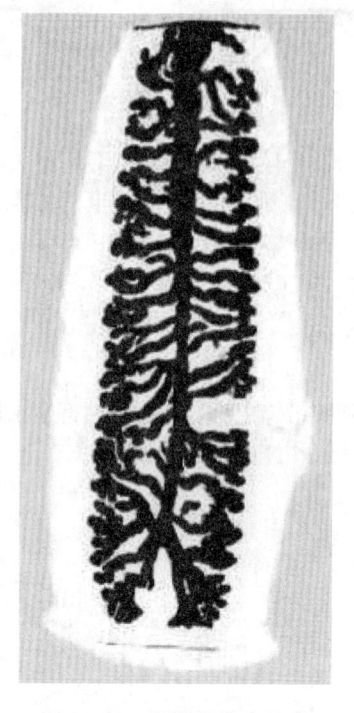
图2-28 肥胖带绦虫孕节

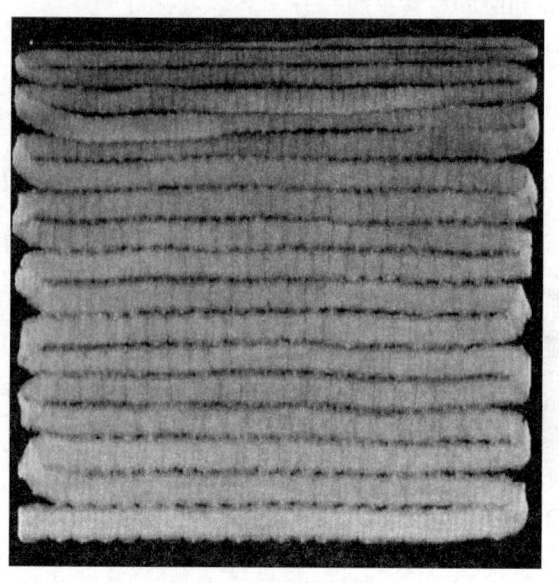
图2-29 肥胖带绦虫成虫

2. 两种带绦虫孕节（瓶装固定标本）：肉眼观察，比较子宫分支。

3. 牛囊尾蚴寄生的牛肉标本（瓶装标本）：取自牛组织器官，10%甲醛溶液浸制。肉眼观察，可见椭圆形、乳白色、半透明的囊状物，囊内充满囊液，内有凹进去的头节。

（三）技术操作

带绦虫孕节压片检查法。

材料：载玻片、镊子、培养皿、滤纸、橡胶手套、注射器、墨汁或卡红染液。

操作方法：用镊子将患者排出的绦虫节片置培养皿中，用清水洗净，置于滤纸上，吸去水分。将节片置于两载玻片之间，轻轻压平。对光观察内部结构，并根据子宫分支情况鉴定虫种。也可将注射器从孕节后端正中部插入子宫内，徐徐注射墨汁或卡红染液，待子宫分支显色后，计数子宫干侧分支。

【注意事项】

操作时戴上手套；试验器材用后要严格消毒。

【实验报告】
1. 绘制肥胖带绦虫头节。
2. 绘制肥胖带绦虫孕节。
3. 列表比较链状带绦虫和肥胖带绦虫形态区别。

【思考题】
1. 链状带绦虫和肥胖带绦虫哪种对人体的危害大？为什么？
2. 人粪便中发现了绦虫节片，如何检查并诊断？
3. 试比较两种带绦虫的生活史有何不同？

（蔡连顺）

实验八 微小膜壳绦虫

微小膜壳绦虫（*Hymenolepis nana*）又称短膜壳绦虫。为小型绦虫，寄生于鼠及人的小肠内。其脱落的节片或虫卵随粪便排出体外，如被新的宿主吞食，则虫卵在小肠里孵出六钩蚴，经过似囊尾蚴阶段发育为成虫。

【实验目的】
1. 掌握微小膜壳绦虫卵的形态特点；
2. 了解微小膜壳绦虫成虫的一般形态。了解微小膜壳绦虫生活史特点。

【实验内容】
（一）自学标本
1. 微小膜壳绦虫卵（玻片标本）：显微镜观察（图2-30）。

因本虫卵较透明，必须把光线调暗。虫卵为圆形或近圆形，大小为（48～60）μm×（36～48）μm，无色透明，卵内含一个六钩蚴，六钩蚴外被以胚膜，胚膜的两端各有一个突起称为极体，向周围发出4～8根丝状物，虫卵卵壳较薄。

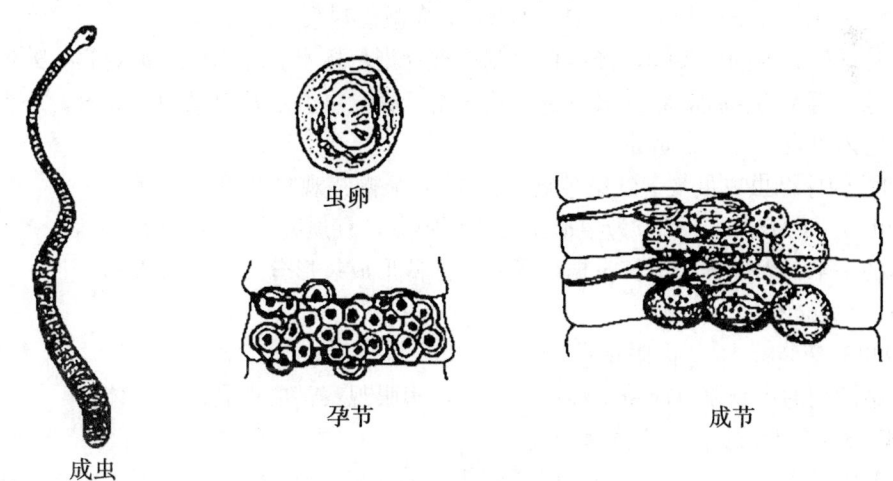

图2-30 微小膜壳绦虫

2. 微小膜壳绦虫成虫（玻片标本）：显微镜观察（图 2-30）。

成虫头节呈球形，有 4 个吸盘，前端有一个可伸缩的顶突，顶突上有一圈小钩。有 100～200 个头节，成熟节片中有 3 个睾丸，孕节中为充满虫卵的子宫。

（二）示教标本

成虫（瓶装标本）：肉眼观察。

成虫体长 5～80mm，乳白色，节片小，各节片间界限不清，所有的节片都是宽度大于长度。

【实验报告】

按比例绘制微小膜壳绦虫卵图，并标明结构名称及放大倍数。

【思考题】

微小膜壳绦虫卵与带绦虫卵的形态有何不同？

（周晓茵）

实验九　细粒棘球绦虫

细粒棘球绦虫（*Echinococcus grnulosus*）又称包生绦虫。成虫寄生在犬、狼等食肉动物的小肠，幼虫称棘球蚴或包虫，主要寄生于牛、羊等多种草食动物的内脏中，引起一种严重的人畜共患病，称棘球蚴病或包虫病（hydatidosis）。

【实验目的】

1. 掌握棘球蚴的结构特点；
2. 熟悉棘球蚴的寄生部位；
3. 了解细粒棘球绦虫成虫的一般形态。

【实验内容】

（一）自学标本

1. 棘球蚴砂（hydatid sand）（玻片标本）：显微镜观察（图 2-31）。

取自棘球蚴囊内的原头蚴，经染色后制成玻片染色标本。先用低倍镜观察，外形为椭圆形，深红色，再用高倍镜观察其吸盘及小钩，由于吸盘重叠，常仅见两个吸盘。一个原头蚴在终宿主体内可发育为一条成虫。

2. 细粒棘球绦虫成虫（卡红染色玻片标本）：显微镜观察（图 2-31）。

虫体由 4～5 节组成，头节为梨形，有 4 个吸盘，有顶突及 2 圈小钩，最后一节是孕节，长约虫体的一半，大部分为子宫占据，子宫向两侧形成袋形分支，内含虫卵。

（二）示教标本

1. 成虫（瓶装标本）：肉眼观察。

从感染的狗的小肠取得成虫，经甲醛固定，肉眼观察：成虫乳白色，体长 3～6mm。

2. 棘球蚴（切片标本）：显微镜观察。

从外至内依次观察，首先看到一层纤维性被膜和炎症细胞浸润，此为中间宿主的组织，其次可见棘球蚴的真囊壁，由两层组成，外层为角皮层，淡紫色，无细胞核；内层是胚层，具有许多细胞核胚层向囊内长出许多育囊（brood capsule）和头节样的原头蚴（proto-

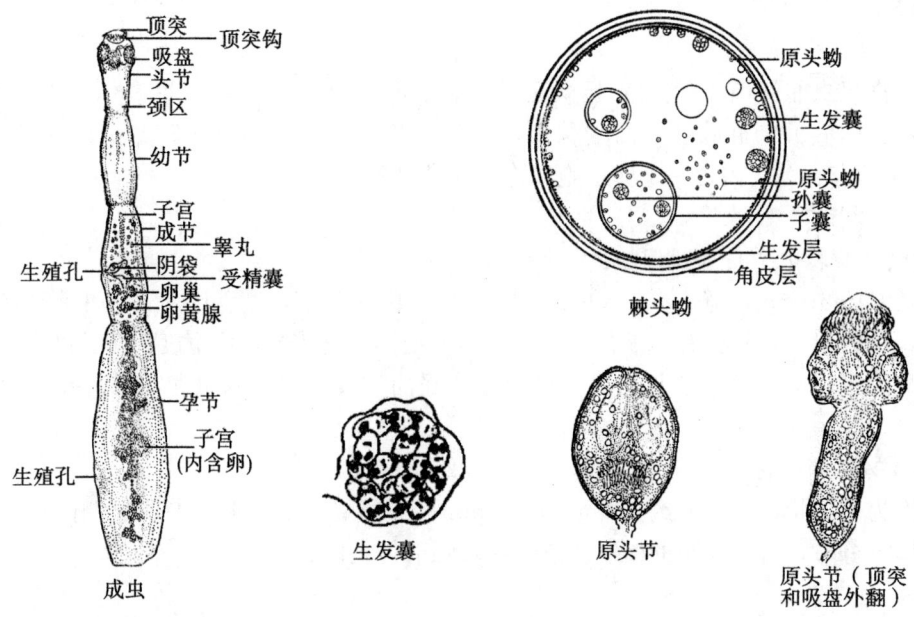

图 2-31 细粒棘球绦虫

scolex），育囊的胚层仍可分泌角质层而为子囊（daughter cyst）。

3. 棘球蚴（瓶装标本）：肉眼观察，是寄生在动物肝的大体标本。

【实验报告】

绘制棘球蚴砂内原头蚴图并注明各部位结构名称。

【思考题】

1. 联系包生绦虫的生活史，考虑棘球蚴病为何多见于我国西北牧区？
2. 熟悉棘球蚴的组织结构和掌握原头蚴的特点有何意义？

（周晓茵）

实验十　曼氏迭宫绦虫

曼氏迭宫绦虫（*Spirometra mansoni*）的生活史需 3 个宿主。成虫寄生在犬、猫、虎等食肉动物的小肠内，偶然寄生于人体；幼虫称为裂头蚴，可经皮肤、黏膜侵入或被误食使人感染，可寄生于人体的眼、皮下、口腔颌面部引起裂头蚴病。曼氏迭宫绦虫的虫卵形态与吸虫卵相似，也需要入水才能发育。

【实验目的】

1. 掌握裂头蚴的形态特征；
2. 熟悉曼氏迭宫绦虫虫卵的形态特点。

【实验内容】

（一）自学标本

曼氏迭宫绦虫卵（玻片标本）：显微镜观察（图2-32）。

与吸虫虫卵类似，椭圆形，两端稍尖，淡灰褐色，大小为（52～76）μm×（31～44）μm，卵壳薄，有卵盖，内含一个卵细胞和许多卵黄细胞。

（二）示教标本

1. 成虫（瓶装标本）：肉眼观察（图2-32）。

成虫长60～100cm，宽0.5～0.6cm，乳白色。虫体分节，由头节、颈节和链体组成。头节细小，呈指状，背腹各有一纵行的吸槽。颈节细长，链体节片均宽度大于长度。成节与孕节无明显区别，子宫位于节片中央，呈螺旋状蟠曲重叠，内充满虫卵，子宫孔开口于阴道后。

2. 裂头蚴（瓶装标本）：肉眼观察（图2-32）。

裂头蚴为长条状，白色，约300mm×0.7mm，头部膨大，中央有一明显凹陷，与成节相似。虫体不分节，有不规则的横纹。活时有较强的伸缩能力。

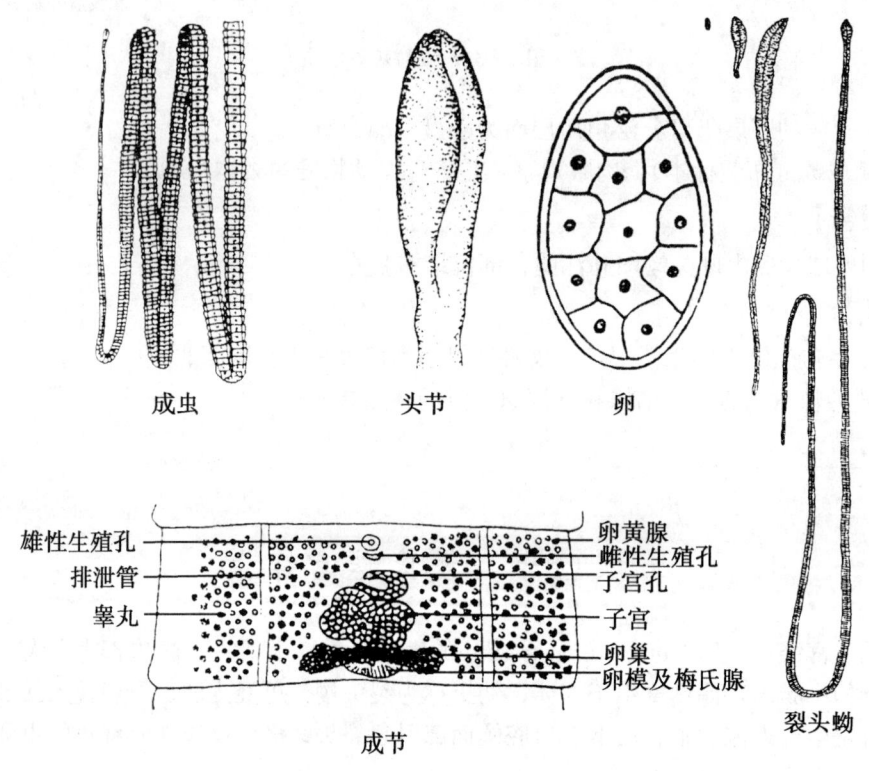

图2-32 曼氏迭宫绦虫

（三）技术操作

解剖青蛙找裂头蚴。

材料：青蛙、小锥子、解剖板、剪子、手术刀等。

操作方法：用小锥子从枕骨大孔刺入，处死青蛙。使蛙腹朝上，四肢伸展，固定在解剖板上，剪开腹部皮肤，剥去外皮，在肌肉束间寻找裂头蚴，观察幼虫的形态、颜色和活力。

【实验报告】

按比例绘曼氏迭宫绦虫卵图，并标明结构名称和放大倍数。

【思考题】

裂头蚴常寄生于人体的哪些部位？

（周晓茵）

实验十一　似蚓蛔线虫

似蚓蛔线虫（Ascaris lumbricoides）简称蛔虫（round worm），是寄生人体的肠道线虫中体形最大者。成虫寄生于人的小肠，引起蛔虫病（ascariasis）。虫卵随粪便排出，受精虫卵在外界经 2～4 周发育为感染期虫卵，被人吞食后，幼虫在小肠里孵出，经血循环移行至肺，再进入消化道发育为成虫。因成虫有钻孔习性，可穿入胆道、阑尾或因扭结成团造成肠梗阻，故胆道蛔虫症、蛔虫性阑尾炎及蛔虫性肠梗阻是常见的并发症。

【实验目的】

1. 掌握受精蛔虫卵及未受精蛔虫卵的形态结构特点；
2. 熟悉蛔虫成虫的基本形态特征；
3. 了解粪便直接涂片法的操作方法和技术要点。

【实验内容】

（一）自学标本

1. 虫卵：载玻片上滴加保存在 10%甲醛中的混合虫卵悬液一滴，涂开，加盖玻片后在低倍镜下观察（图 2-33）。

（1）受精蛔虫卵（fertilized ovum）：宽椭圆形，大小为（45～75）μm×（31～44）μm，卵壳厚而透明，卵壳的外表附一层凹凸不平的被胆汁染成棕褐色的蛋白质膜，卵壳自外向内分三层：受精膜、壳质层、蛔苷层。在新鲜粪便中，虫卵内含一大而圆的卵细胞，在虫卵两端，卵细胞与卵壳间有一新月形空隙。

（2）未受精蛔虫卵（unfertilized ovum）：虫卵长椭圆形，有时形状不甚规则。大小为（88～94）μm×（39～44）μm，颜色较受精卵略浅，卵壳与蛋白质膜均较薄，卵内含许多大小不等的屈光颗粒，无空隙。

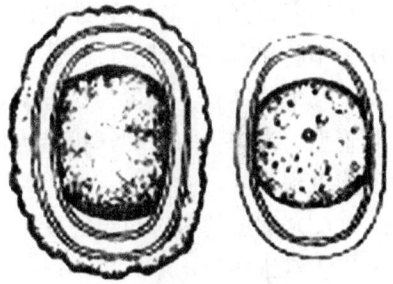

受精的蛔虫卵

图 2-33　蛔虫卵

（3）脱蛋白质膜蛔虫卵（decorticated ovum）：无论是受精卵或未受精卵，蛋白质膜均可脱落，此时卵壳光滑，无色透明，需与其他虫卵尤其是钩虫卵、短膜壳绦虫卵和植物细胞（多角形）鉴别。

（4）感染性蛔虫卵（infective ovum）：受精卵排出体外后，在外界经过 2～4 周可发育为感染性虫卵，此时卵内含有二期幼虫。

2. 唇瓣（玻片标本）：显微镜观察（图 2-34A）。

位于虫体顶端，可见三片唇瓣，呈"品"字排列，唇瓣内缘具细齿，侧缘各有小乳突一对，为感觉器官。

（二）示教标本

1. 成虫（瓶装标本）：肉眼观察（图 2-34B）。

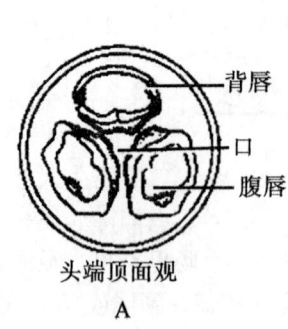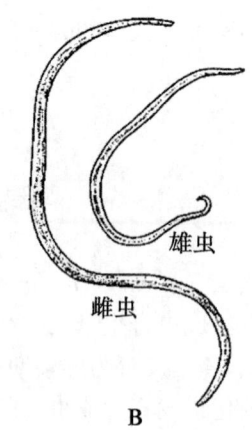

图 2-34 蛔虫唇瓣、成虫

用肉眼观察，应注意其外形、大小、颜色、雌雄的区别等。

(1) 外部形态：

①成虫形态：活蛔虫是肉红色，经甲醛固定后呈灰白色。虫体圆柱形，体表光滑，两端较细。雌虫较大，后端尖细而直；雄虫后端卷曲。

②背腹鉴别：腹面有肛门，雌虫阴门开口于虫体前 1/3 与中 1/3 交界处。

③体表特征：分别在虫体背面、腹面及两侧沿虫体长轴纵行有背、腹、侧线，以白色侧线明显。

(2) 内部结构：

①消化器官：为一连续纵行的直管，口开于虫体顶端，下连短棒状的食道，食道以下依次为中肠和直肠，雌虫直肠通于后端肛门，雄虫直肠与射精管相通而成为泄殖腔。

②生殖器官：雌虫为双管型，由两组相同的管状结构盘绕于生殖孔后的体腔内；雄虫为单管型，为一组曲折的管状结构，其末端有两根白色的交合刺，有时因脱落或缩入泄殖腔内不能见到。

(3) 蛔虫的形态与结构反映了线虫的基本特征：

①雌雄各异，雌大雄小；

②具完整的消化管道；

③体表覆盖角皮层；

④有原体腔；

⑤生殖系统为连续的管道，雌虫为双管型，雄虫为单管型。

2. 病理标本（瓶装标本）：肉眼观察。

(1) 蛔虫性肠梗阻病理标本：蛔虫扭结成团，完全或部分阻塞肠道。

(2) 蛔虫成虫在胆道内的病理标本：蛔虫钻入胆道、胆囊，严重的可见钻入肝。

(3) 蛔虫性阑尾炎：蛔虫钻入阑尾。

(4) 蛔虫性肠穿孔：蛔虫从肠壁钻出，引起穿孔。

（三）技术操作：病原诊断（图2-35）。
材料：粪便、生理盐水（0.85%NaCl液）、载玻片、盖玻片、竹签。
操作方法：直接涂片法。

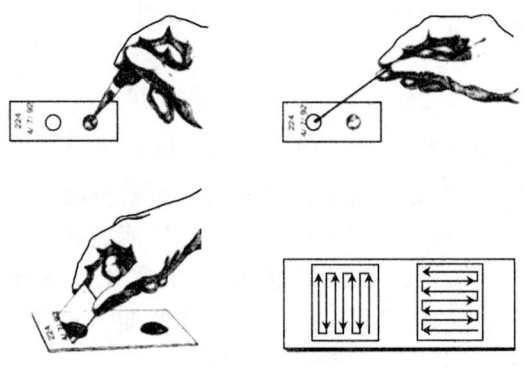

图2-35 直接涂片法

1. 加生理盐水一滴于载玻片中央。
2. 竹签挑取火柴头大小的粪便于生理盐水内调匀，制成厚涂片（涂片厚度以能透过涂片看清印刷字体为宜）。
3. 盖上盖玻片后在低倍镜下顺序观察。

【注意事项】
1. 涂片应均匀，不宜过厚。
2. 注意防止干涸，否则其形态将发生变化。
3. 常规检查时，应按一定顺序观察全片，并注意虫卵与粪便中杂质区别，如动、植物细胞、油滴、淀粉颗粒、酵母等。

【实验报告】
按比例绘受精蛔虫卵及未受精蛔虫卵图，并注明结构名称和放大倍数。

【思考题】
1. 粪便检查是否可诊断所有的蛔虫感染？为什么？
2. 受精蛔虫卵和未受精蛔虫卵的形态有何不同？
3. 如何区别虫卵和粪渣中的杂质或细胞？

（周晓茵）

实验十二　十二指肠钩口线虫和美洲板口线虫

寄生在人体的钩虫主要为十二指肠钩口线虫（*Ancylostoma duodenale*）和美洲板口线虫（*Necator americanus*）。虫卵随宿主粪便排出体外，在外界泥土表层和适宜温湿条件下，虫卵孵出杆状蚴并经2天发育为丝状蚴，丝状蚴具感染性，可钻入人体皮肤而引起感染，传播途径与用新鲜粪便施肥及赤足耕作方式有关。钩蚴钻入皮肤后随血流经右心至肺，再到小肠最终发育为成虫。十二指肠钩虫与美洲钩虫是我国人体钩虫感染的主要虫种，两种成虫的形态有显著差异,而虫卵类似,在普通光学显微镜下无法区分。

【实验目的】

1. 掌握十二指肠钩虫和美洲钩虫的形态鉴别及钩虫虫卵的形态特征;
2. 熟悉诊断钩虫感染常用的饱和盐水漂浮法的技术要点。

【实验内容】

(一) 自学标本

1. 虫卵:(玻片标本):显微镜观察(图2-36)。

在混合虫卵片中,因钩虫卵无色透明,用低倍镜观察虫卵时光线不宜过强。两种钩虫虫卵形态相似:卵呈椭圆形,壳极薄而透明,大小为(56~76) μm×(36~40) μm。新鲜粪便中的虫卵内含4~8个卵细胞,如粪便放置时间长,卵内细胞可连续分裂至桑葚期,甚至到幼虫阶段。无论有多少卵细胞,卵壳与细胞间均有明显的空隙。

2. 钩虫成虫的口囊(buccal capsule)(卡红染色玻片标本):显微镜观察(图2-37)。

虫体前端为略膨大的口囊,位于虫体顶端中央,为卵圆形角质坚韧组织。十二指肠钩虫口囊腹侧前缘有2对犬牙状钩齿(teeth),美洲钩虫口囊有一对半月形板齿(cutting plates)。

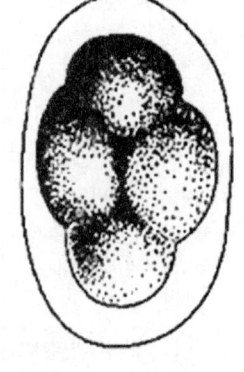

图2-36 钩虫卵

(二) 示教标本

1. 钩虫雄虫的交合伞(copulatory bursa)(卡红染色玻片标本):显微镜观察(图2-37)。

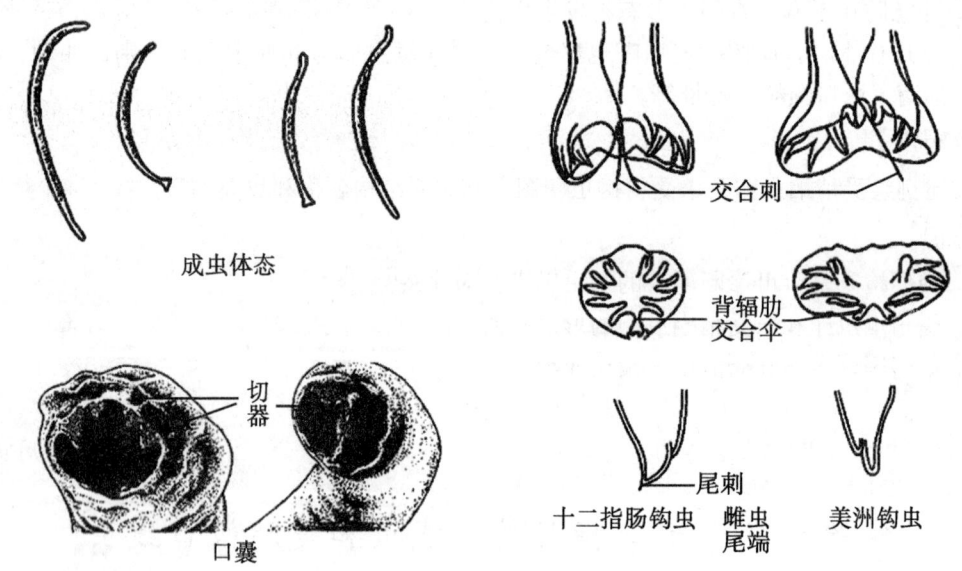

图2-37 钩虫成虫、口囊、交合伞

钩虫后端由于体壁向后延伸并膨大形成交合伞,在低倍镜下可见到交合伞为透明的膜状结构,其上有辐射排列肌肉性指状辐肋构造,两种钩虫交合伞的形状有如下区别:十二指肠钩虫交合伞略呈圆形,两根交合刺(copulatory spicules)末端分开;美洲钩虫的交合伞略似扇形，交合刺中一根末端形成倒钩与另一根末端相并包于壳膜内。

2. 钩虫杆状蚴（卡红染色玻片标本）：显微镜观察（图2-37）。

虫体前端钝圆，后端尖细，食道前半粗大，中间狭小，后端略呈球形，食道长度约等于体长的1/3。

3. 钩虫丝状蚴（卡红染色玻片标本）：显微镜观察（图2-37）。

丝状蚴细长、无色、透明，食道后端的球状体不明显，尾端尖细，食道长度等于体长的1/5。

4. 成虫（瓶装标本）：肉眼观察（图2-37）。

从钩虫患者粪便中收集的成虫保存于10%甲醛液中。两种钩虫皆体壁略透明，为乳白色细小线虫。在黑色背景下观察：雌虫略比雄虫大，雌虫尾端尖细而直，雄虫尾膨大成"C"字形，美洲钩虫头部向背侧弯曲，尾部向腹面弯曲，略似"S"字形。

5. 病理标本（瓶装标本）：肉眼观察。

钩虫成虫寄生于小肠的瓶装大体标本。

（三）技术操作

饱和盐水漂浮法

材料：塑料漂浮瓶或玻璃漂浮瓶、载玻片、盖玻片、粪便、竹签、滴管、饱和盐水（溶解普通食盐约40g于100ml水中，加热至沸，冷后过滤）。

操作方法：本法利用比重较大的饱和盐水使比重较小的虫卵，特别是钩虫卵，漂浮在溶液上面，而达到浓集目的（图2-38）。

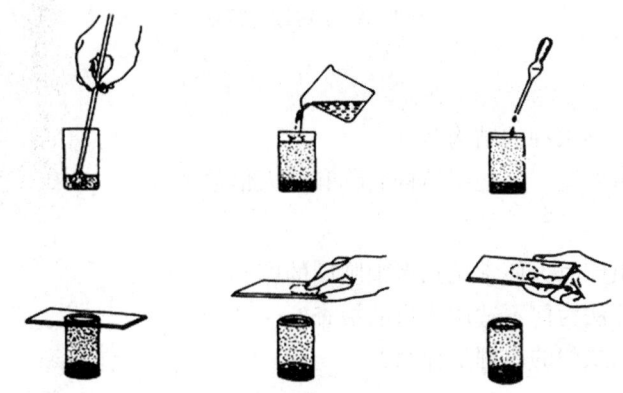

图2-38 饱和盐水漂浮法

1. 用竹签挑取黄豆大小（约1g）的粪便，置于盛有饱和盐水的漂浮瓶中。
2. 将粪便充分搅匀成混悬状，再加饱和盐水至满，以不溢出为止。
3. 取洁净载玻片轻轻置于液面上，静置约15min。
4. 垂直向上提起载玻片，迅速翻转，置镜下观察。

【注意事项】

1. 粪便必须充分搅匀。
2. 载玻片盖盖玻片时，注意不要产生气泡。
3. 静置时间需适宜，不宜超过20min，否则由于渗透压的改变致虫卵下沉而影响检出率。

4. 翻片速度不宜过快,防止悬液流落而影响结果。

钩蚴培养法

材料:试管、滤纸、粪便。

操作方法:

取 1cm×10cm 的洁净试管,加入清水(冷开水)1~2ml,将滤纸剪成与试管等宽、较试管略长的"T"字形滤纸条。挑取粪便 02~0.4g(约半粒黄豆大小),均匀涂在滤纸条中段,将滤纸插入试管中,使下端浸入水中,注意勿使水面接触粪膜,置于 20~30℃ 条件下培养。培养过程中注意加水,保持滤纸湿润,3 天后用肉眼或放大镜检查,看水中有无作蛇形蠕动的钩蚴,如未见钩蚴,应继续培养至第五天,再做观察(图 2-39)。

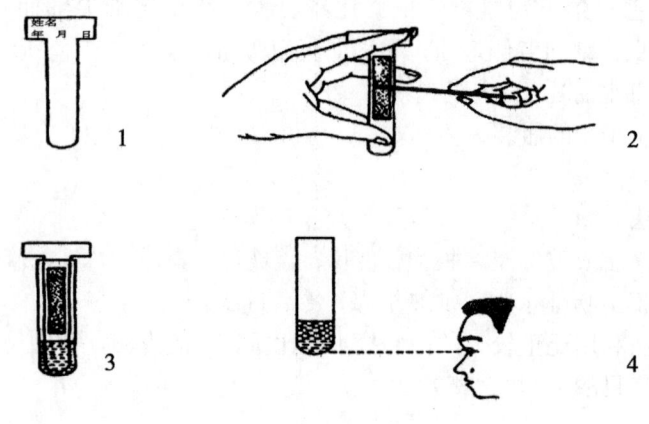

图 2-39 钩蚴培养法

【实验报告】

1. 填图并注明鉴别虫种的结构名称。
2. 按比例绘钩虫卵图,并注明结构名称和放大倍数。

【思考题】

1. 粪便检查钩虫卵时为何常见到多细胞期的卵?
2. 粪便直接涂片法为何不适用钩虫的检查?
3. 漂浮法检查钩虫卵的原理是什么?

(周晓茵)

实验十三 蠕形住肠线虫

蠕形住肠线虫(*Enterobius vermicularis*)(蛲虫)寄生于人体盲肠、结肠及阑尾,雄虫受精后很快死亡并排出体外,子宫内充满虫卵的雌虫移行至直肠,可在宿主睡眠时随肛门括约肌松弛而爬出肛门周围产卵,虫卵在适宜的温度、湿度和充足的氧气条件下约经 6 个小时发育为感染性虫卵,可通过肛-手-口的方式自体外反复感染,也可污染衣被和玩具等经口吞食而异体感染。

【实验目的】
1. 掌握蛲虫卵的形态特征；
2. 熟悉成虫的外形特征；
3. 了解诊断蛲虫病的技术操作。

【实验内容】
(一) 自学标本

虫卵：(玻片标本)：显微镜观察(图2-40)。

虫卵甲醛保存液涂片及透明胶纸粘贴两种标本。低倍镜暗光观察，蛲虫卵无色透明，为不对称的长卵圆形，一侧扁平，一侧稍隆起，大小为(50~60)μm×(20~30)μm，似大米粒形状。卵壳较厚，卵内含有蝌蚪期胚胎，经短时即可发育为成熟幼虫。

(二) 示教标本

1. 成虫(玻片标本)：显微镜观察(图2-40)。

虫体前端有3个小唇瓣，头部角皮膨大形成头翼，咽部末端膨大呈球形。雌虫阴门开口于体前1/3腹面正中线上，肛门位于体后1/3腹面正中线上。雄虫尾部有交合刺一根。

2. 成虫(瓶装标本)：肉眼观察(图2-30)。

在黑色背衬下，蛲虫成虫细小乳白色，雌雄成虫大小悬殊。肉眼观察雄虫很小，尾部极度弯曲呈反","状；雌虫较大，约1cm，体中部因内含充盈虫卵的子宫而较宽，尾端特别尖，似纺锤形。

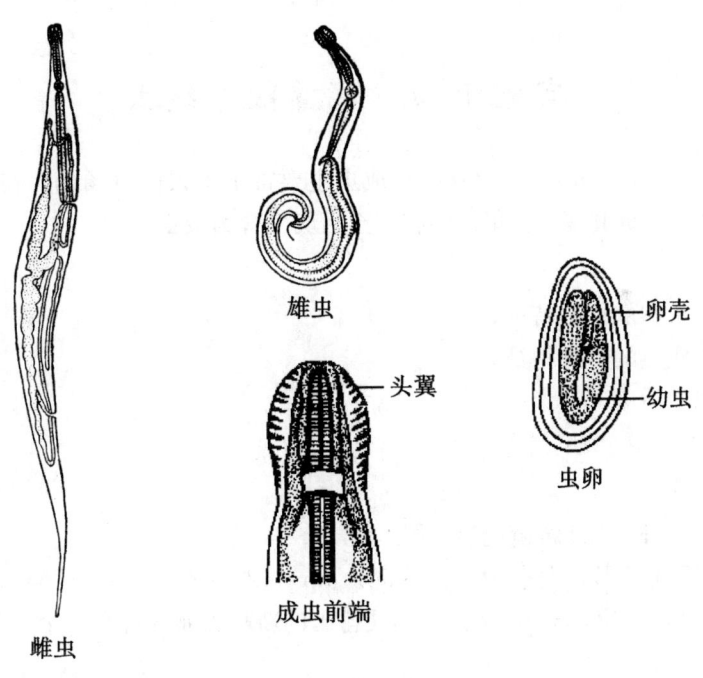

图2-40 蛲虫

(三) 技术操作

透明胶纸法

材料：镊子、载玻片、透明胶带。

操作方法：取一段与载玻片等宽略长的透明胶带，把有胶的一面向外，用镊子镊住两端，在待检者肛门周围皮肤上反复粘几下，然后将透明胶带平铺于载玻片上，在偏暗的光线下用低倍镜检查即可。

棉棒拭子法

材料：棉签、试管、生理盐水、载玻片、盖玻片。

操作方法：将棉签浸于盛有冷开水的试管中或装有生理盐水的试管中，用时将棉棒取出挤去多余水分，在肛门周围涂擦，然后将棉签放入盛有饱和盐水的试管中充分振荡，迅速提起棉签在试管内壁挤去盐水后弃去。向试管中加饱和盐水至试管口，上覆盖一载玻片与液面接触，5min后迅速翻转载玻片，盖上盖玻片镜检。也可将弃去棉签的试管离心沉淀，取沉淀物镜检。

注意事项：以上两种方法是利用蛲虫在人体肛门周围产卵的特点而设计的，故应注意检查时间应安排在清晨排便之前，应暗光镜检。

【实验报告】

按比例绘制蛲虫卵图，并注明结构名称和放大倍数。

【思考题】

1. 为什么蛲虫病诊断不用粪便检查？
2. 用肛门拭子检查未发现蛲虫卵时，还有什么办法？

（周晓茵）

实验十四　毛首鞭形线虫

毛首鞭形线虫（*Trichuris trichiura*）成虫主要寄生于人体盲肠内，在外界发育为感染期卵，被人吞食后，幼虫在小肠里，经移行至盲肠发育为成虫。

【实验目的】

1. 掌握鞭虫虫卵的形态特征；
2. 熟悉鞭虫成虫的形态特征；
3. 了解鞭虫生活史。

【实验内容】

（一）自学标本

虫卵：（玻片标本）：显微镜观察（图 2-41）。

虫卵较小，呈纺锤形，大小为 (50~54) μm×(22~23) μm，黄褐色，卵壳较厚，虫卵两端各有一个透明的突起——盖塞，从粪便排出的新鲜虫卵内含有一个受精卵细胞。

（二）示教标本

1. 鞭虫成虫（瓶装标本）肉眼观察（图 2-42）。

虫体呈灰白色，外形似马鞭，前端细长（约占虫体的 3/5），后端粗大（约占虫体的 2/5），雌虫长 35~50mm，末端直而钝圆。雄虫长 30~45mm，尾端向腹面呈环状卷曲，末端有一根带鞘的交合刺。雌、雄成虫的生殖器官均为单管型。

2. 病理标本（瓶装标本）：肉眼观察。

鞭虫成虫咬附在肠壁上。

（三）技术操作

鞭虫虫卵检查法

操作方法：可采用粪便直接涂片法或饱和盐水浮聚法检查虫卵。

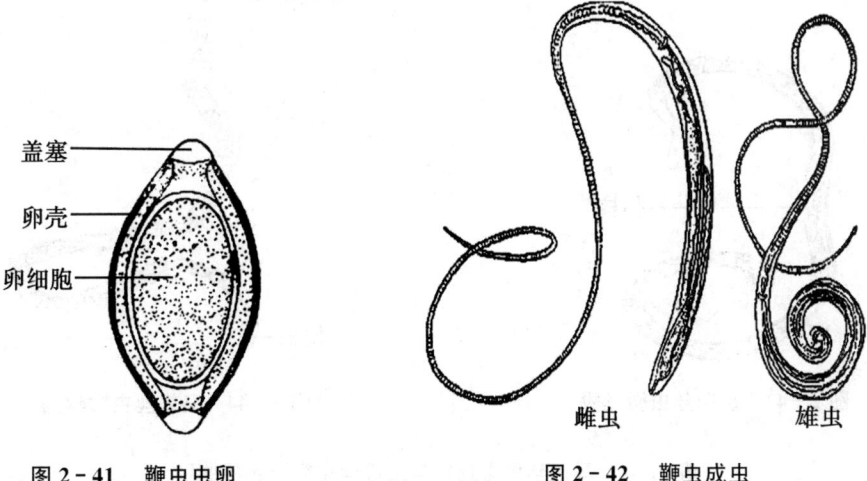

图 2-41　鞭虫虫卵　　　　图 2-42　鞭虫成虫

【实验报告】

用图解简述鞭虫生活史。

【思考题】

简述毛首鞭形线虫成虫的形态特征。

（王海河）

实验十五　马来布鲁线虫、班氏吴策线虫

马来布鲁线虫（*Brugia malayi*）（马来丝虫）及班氏吴策线虫（*Wuchereria bancrofti*）（班氏丝虫）寄生在人体淋巴系统内，产出微丝蚴，夜间出现于周围末梢血液内。在中间宿主——蚊体内发育为感染期幼虫后，通过蚊的叮咬经皮肤使人感染。马来丝虫及班氏丝虫的成虫形态相似，微丝蚴有显著不同。

【实验目的】

1. 掌握马来布鲁线虫和班氏吴策线虫两种微丝蚴的基本形态特征；
2. 熟悉丝虫生活史和流行病学特点；
3. 了解两种丝虫的形态特点。

【实验内容】

（一）自学标本

1. 马来丝虫微丝蚴与班氏丝虫微丝蚴染色标本：显微镜观察（图 2-43，图 2-44）。

微丝蚴细长，头端钝圆，尾端尖细，外被鞘膜，体内有许多圆形或椭圆形体核，头端无核区为头间隙。

2. 马来丝虫微丝蚴与班氏丝虫微丝蚴未染色标本：显微镜观察（图2-43，图2-44）。微丝蚴无色透明，细长弯曲或卷曲，宽度均匀，反光性强，头端钝圆，尾端尖细，观察时光线不要太强。

两种微丝蚴的鉴别见表2-4。

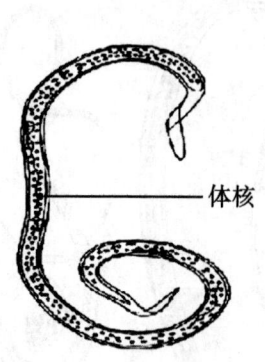

图2-43 班氏丝虫微丝蚴

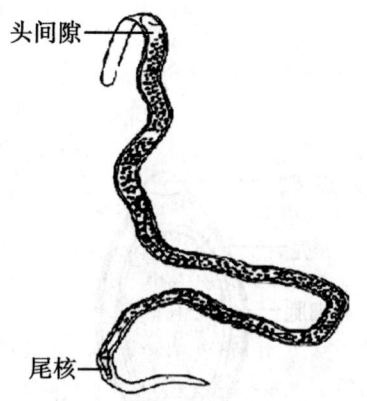

图2-44 马来丝虫微丝蚴

表2-4 马来丝虫微丝蚴与班氏丝虫微丝蚴的鉴别

鉴别点	马来丝虫微丝蚴	班氏丝虫微丝蚴
大小（μm）	（177～230）×（5～6）	（244～296）×（5.3～7）
体态	弯曲僵硬	弯曲自然
头间隙（长：宽）	较长（2：1）	较短（1：1）
体核	较大，排列紧密，不易分清	较小，分布均匀，清晰可数
尾核	有2个尾核，前后排列	无

（二）示教标本

马来丝虫与班氏丝虫成虫（瓶装标本）：肉眼观察。

两种丝虫成虫的外部形态特征相似，乳白色，表面光滑，细长如线，雄虫尾端向腹面卷曲2～3圈，生殖器官为单管型，雌虫尾端钝圆，略向腹面弯曲，生殖器官为双管型。

（三）技术操作

微丝蚴厚血膜检查法

1. 材料：75％乙醇棉球、载玻片、甲醇、Giemsa染色液。

2. 操作方法：

（1）用75％乙醇消毒受检者耳垂，取血要迅速以免凝固，血量三大滴（相当于60μl），置于洁净载玻片两侧中、外1/3处（取血应在夜间9点以后，次晨2点以前）。

（2）用另一载玻片一角将血液从内向外螺旋式均匀涂成直径15mm的厚血膜。

（3）将载玻片平置，干燥血膜，加几滴蒸馏水脱去血红蛋白。

（4）当血膜呈乳白色时，取出晾干，甲醇固定，Giemsa染色，镜检。

新鲜血滴检查法

操作方法：在载玻片中间加两大滴血液，1/100 000肝素一滴抗凝，加盖玻片镜检。

【实验报告】

绘制班氏丝虫微丝蚴形态图,并注明结构名称和放大倍数。

【思考题】

制备厚血片应注意哪些问题?

(王海河)

实验十六　旋毛形线虫

旋毛形线虫(旋毛虫)(*Trichinella spiralis*)成虫和幼虫在同一宿主体内,不需在外界发育。成虫寄生在猪、鼠等动物小肠内,幼虫寄生在横纹肌内,因食入含有活幼虫的猪肉而感染,在小肠内发育为成虫寄生,雌虫产出幼虫经血循环散布于全身组织,但幼虫仅在横纹肌内发育形成囊包。

【实验目的】

1. 掌握旋毛虫幼虫囊包的形态特点和病原学诊断方法;
2. 熟悉旋毛虫的生活史和致病作用;
3. 了解旋毛虫成虫的形态特征。

【实验内容】

(一)自学标本

幼虫囊包(玻片标本):显微镜观察(图2-45,图2-46)。

幼虫囊包寄生于宿主横纹肌细胞内,呈梭形,纵轴与肌纤维平行,囊包大小为(0.25～0.50)mm×(0.21～0.42)mm,一个囊包内通常含有1～2条卷曲的幼虫,多的可达6～7条。

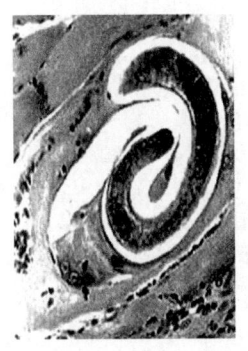
图2-45　幼虫囊包

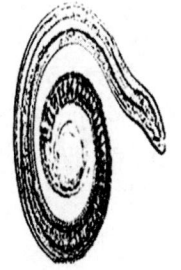
图2-46　脱囊幼虫

(二)示教标本

成虫(玻片标本):显微镜观察(图2-47,图2-48)。

成虫细长,体前端比后端稍细,咽管较长,占虫体长度的1/3～1/2。雄虫大小为(1.4～1.5)mm×0.04mm,雌虫为(3～4)mm×0.06mm,雌、雄成虫的生殖器官均为单管型。

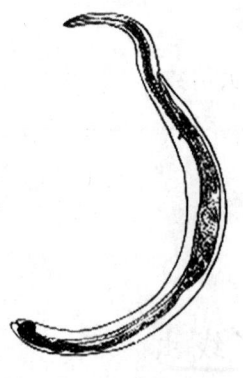
图 2-47 旋毛虫雌虫

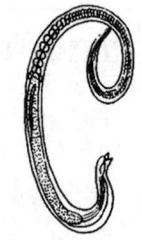
图 2-48 旋毛虫雄虫

【实验报告】

绘制旋毛虫幼虫囊包形态图，并注明结构名称和放大倍数。

【思考题】

旋毛虫的生活史与其他线虫有何主要不同点？

（王海河）

第十六章 原 虫

一、基本特征

原虫是由单细胞构成的原生动物,体积微小,但能独立完成生命活动所需的全部生理功能,如摄食、运动、生殖、排泄、新陈代谢等。根据胞质运动细胞器的不同,将医学原虫分为四类:

叶足虫以伪足为运动细胞器;鞭毛虫以鞭毛为运动细胞器;纤毛虫以纤毛为运动细胞器;孢子虫则无明显的运动细胞器。

二、常见虫种简介(表2-5)

表2-5 人体常见寄生原虫简介表

虫种	寄生部位	感染期	感染途径	中间宿主(或媒介)	终宿主	保虫宿主	主要危害	病原检查方法
溶组织内阿米巴	盲肠、结肠、肝、肺、脑	四核包囊	口	人		无	阿米巴痢疾、肝脓肿、肺脓肿、脑脓肿	滋养体:生理盐水涂片法 包囊:碘染涂片法
杜氏利什曼原虫	巨噬细胞	前鞭毛体	白蛉叮咬	白蛉、人(媒介)		犬	肝、脾大,发热,红细胞、白细胞、血小板减少	骨髓穿刺法检查
阴道毛滴虫	女性:阴道、尿道 男性:尿道、前列腺	滋养体	直接、间接接触	人		无	阴道炎、尿道炎、前列腺炎	生理盐水涂片法
蓝氏贾第鞭毛虫	十二指肠	四核包囊	口	人		无	腹泻、消化吸收不良	同溶组织内阿米巴
疟原虫	肝细胞、红细胞	子孢子	经蚊叮咬、输血	人	雌按蚊	无	疟疾发作、贫血、脾大	薄血膜、厚血膜法
刚地弓形虫	各组织的有核细胞	卵囊、包囊、假包囊	口、皮肤、胎盘	人、羊、猪、牛、猫等	猫	猫、牛、羊等	淋巴结肿大、脑炎、癫痫、心肌炎、肺炎等	涂片染色法、动物接种、人工培养滋养体

实验一 溶组织内阿米巴

溶组织内阿米巴（*Entamoeba histolytica*）是一种致病的阿米巴，它的生活史中有滋养体和包囊两个时期，四核包囊是感染阶段，经口而入，生活于大肠腔内，以二分裂法繁殖，能形成包囊，随人粪便排出体外。其基本生活过程是包囊→滋养体→包囊；但在一定条件下，滋养体可侵入大肠壁，或经血流侵入肝、肺组织，引起病变。

【实验目的】

1. 掌握溶组织内阿米巴滋养体和包囊的形态特征；
2. 熟悉溶组织内阿米巴常用诊断方法；
3. 了解溶组织内阿米巴的致病作用。

【实验内容】

自学标本

1. 滋养体铁苏木素染色标本：显微镜观察（图2-49）。

先用高倍镜找到虫体，然后用油镜观察，或直接用油镜寻找。虫体内质呈颗粒状，颗粒细小而均匀，内有一个核，圆形，核膜内缘的染色质粒大小较一致，排列整齐，核仁小而圆，位于中央，核仁与核膜之间隐约可见核纤丝。部分滋养体内质含有红细胞，红细胞的形态随消化程度不同而异。有些滋养体内质还含有空泡。

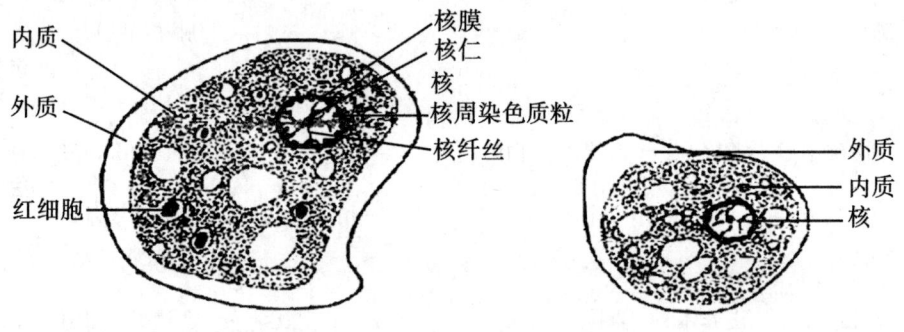

图2-49 溶组织内阿米巴滋养体

2. 包囊铁苏木素染色标本：显微镜观察（图2-50，图2-51，图2-52）。

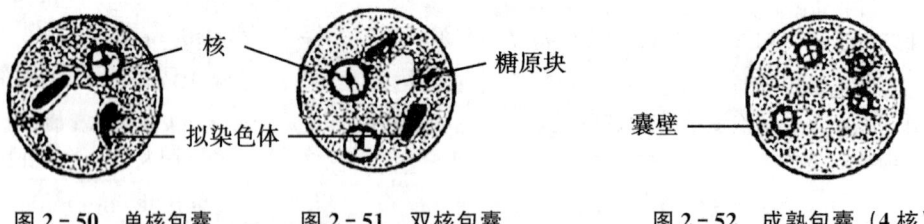

图2-50 单核包囊　　图2-51 双核包囊　　图2-52 成熟包囊（4核）

包囊呈圆球形，染成蓝黑色。囊壁厚，不着色。核通常1～4个，成熟包囊具有4个核，核结构与滋养体相同，糖原泡在染色时被溶解，成为空泡，拟染色体深蓝色，棒状，两端钝圆。成熟包囊常缺拟染色体。

【实验报告】
绘制溶组织内阿米巴滋养体和包囊形态图。
【思考题】
粪便中溶组织内阿米巴滋养体和包囊的检查方法？

（王海河）

实验二　结肠内阿米巴

结肠内阿米巴（*Entamoeba coli*）是非致病性阿米巴，常与溶组织内阿米巴在一起，故需鉴别。

【实验目的】
1. 掌握结肠内阿米巴滋养体和包囊的形态特征；
2. 熟悉结肠内阿米巴与溶组织内阿米巴形态鉴别要点；
3. 了解溶结肠内阿米巴的致病作用。

【实验内容】
自学标本
1. 滋养体铁苏木素染色标本：显微镜观察（图2-53）。

较溶组织内阿米巴的滋养体略大，内质、外质分界不甚明显，食物泡内含有细菌和淀粉颗粒等，但不含红细胞。核仁常常偏于一边。核膜内缘的染色体粒粗而不均匀，排列不整齐。

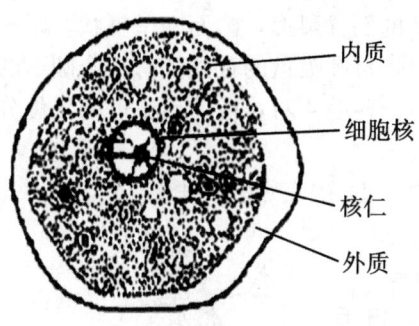

图 2-53　结肠内阿米巴滋养体

2. 包囊铁苏木素染色标本：显微镜观察（图2-54，图2-55，图2-56）。

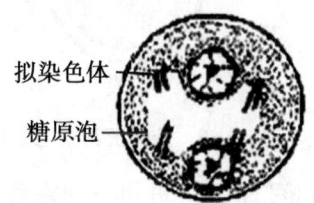
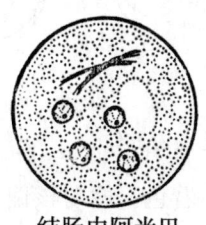
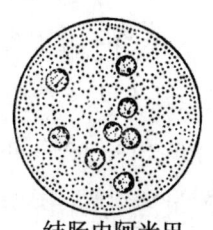

图 2-54　二核包囊　　图 2-55　四核包囊　　图 2-56　成熟包囊（8核）

较溶组织内阿米巴的包囊大，圆球形，胞核1～8个，核构造和滋养体相似。拟染色体的两端不整齐，似碎片状或草束状。

【实验报告】

绘制结肠内阿米巴包囊形态图。

【思考题】

结肠内阿米巴与溶组织内阿米巴形态鉴别。

（王海河）

实验三　蓝氏贾第鞭毛虫

蓝氏贾第鞭毛虫（*Ciardia lamblia*）又称十二指肠贾第虫，简称贾第虫。此虫全球分布，热带和温热带多见，儿童特别敏感。近十多年来，由于旅游事业的发展，在旅游者中发病率较高，故又称旅游者腹泻，已引起各国的重视。

【实验目的】

1. 掌握蓝氏贾第鞭毛虫滋养体和包囊的形态特征；
2. 熟悉蓝氏贾第鞭毛虫病原学诊断方法。

【实验内容】

自学标本

1. 滋养体铁苏木素染色标本：显微镜观察（图2-57）。

滋养体正面观似半个纵切的倒置梨形，侧面观呈瓢状。两侧对称，背面隆起，腹面前半部向内凹陷形成左右两叶吸盘，每叶吸盘的背侧各有一个圆形的泡状细胞核。一对轴柱纵贯虫体，中部有2个半月状中体。鞭毛4对，按伸出虫体的部位分前侧鞭毛、后侧鞭毛、腹鞭毛和尾鞭毛各一对。

2. 包囊铁苏木素染色标本：显微镜观察（图2-58）。

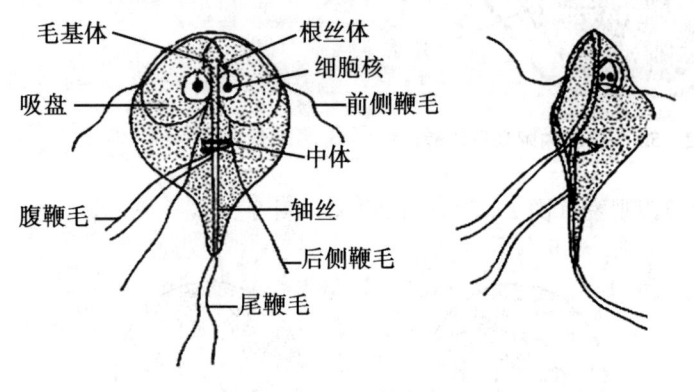

图2-57　蓝氏贾第鞭毛虫滋养体

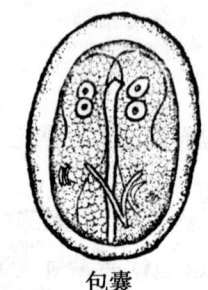

图2-58　蓝氏贾第鞭毛虫包囊

包囊呈卵圆形，囊壁很厚，不着色。两对核偏于一端，核仁清晰，并可见到鞭毛、轴柱及丝状物。

【实验报告】

绘制蓝氏贾第鞭毛虫滋养体形态图。

【思考题】

蓝氏贾第鞭毛虫为何可致宿主腹泻?

(王海河)

实验四　阴道毛滴虫

阴道毛滴虫（*Trichomonas vaginalis*）寄生于女性阴道和泌尿道，引起滴虫性阴道炎和尿道炎，也可寄生于男性泌尿生殖系统，引起尿道炎及前列腺炎等。

【实验目的】

1. 掌握阴道毛滴虫的活动特点及形态特征；
2. 熟悉阴道毛滴虫的实验诊断技能。

【实验内容】

（一）自学标本

阴道毛滴虫滋养体染色玻片标本：油镜下观察。

虫体呈梨形或椭圆形，前端有 4 根前鞭毛，后鞭毛与虫体波动膜外缘相连，向虫体后方伸展。细胞核较大，位于虫体的前 1/3 处。轴柱贯穿虫体，并伸出体外（图 2-59，图 2-60）。

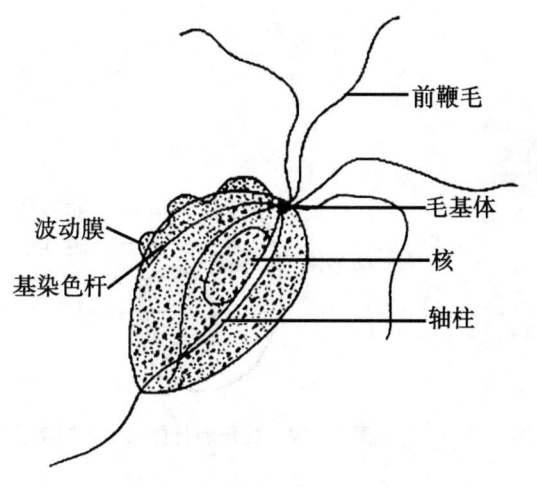
图 2-59　阴道毛滴虫滋养体

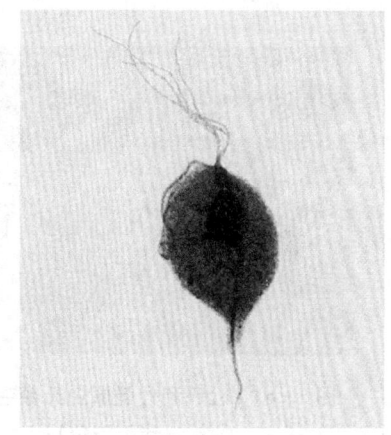
图 2-60　阴道毛滴虫（油镜）

（二）示教标本

阴道毛滴虫滋养体活体标本：高倍镜观察。

活虫体无色透明，运动活泼，借助虫体前端的鞭毛和波动膜旋转运动。

【实验报告】

绘制阴道毛滴虫滋养体形态图。

【思考题】
1. 简述阴道毛滴虫的生活史。
2. 滴虫性阴道炎的主要症状是什么？

（木 兰）

实验五　杜氏利什曼原虫

杜氏利什曼原虫（*Leishmania donovani*）为内脏利什曼病的病原体，生活史中有无鞭毛体和前鞭毛体，无鞭毛体寄生在人及犬的单核巨噬细胞中，主要在肝、脾、骨髓等处，而前鞭毛体寄生在白蛉体内。

【实验目的】
1. 掌握杜氏利什曼原虫无鞭毛体的形态特征；
2. 熟悉前鞭毛体的形态特征。

【实验内容】
（一）自学标本
杜氏利什曼原虫无鞭毛体染色玻片标本：油镜下观察。
无鞭毛体呈圆形，大小为 2.9～5.7μm，瑞氏染色后虫体细胞质呈淡蓝色，圆形细胞核染成紫色或紫红色。动基体呈紫色位于核旁，细小呈杆状，虫体前端有一颗粒状的基体，染成深紫色（图 2-61，图 2-62）。

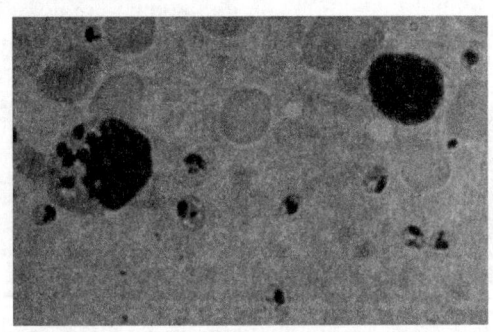

图 2-61　杜氏利什曼原虫无鞭毛体（油镜）（瑞氏染色）

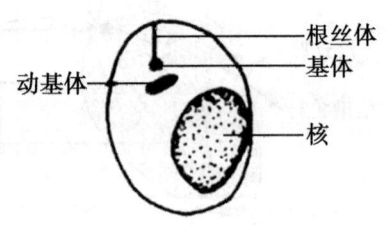

图 2-62　杜氏利什曼原虫无鞭毛体

（二）示教标本
1. 杜氏利什曼原虫前鞭毛体染色玻片标本：油镜下观察。
前鞭毛体呈梭形或长梭形，大小约（14～20）μm×（1.5～3.5）μm，瑞氏染色后，虫体细胞质染成淡蓝色，虫体中央有一个大而圆的核，在前端有动基体，动基体前端有基体，均染成红色或紫红色。由基体发出一根鞭毛，伸出体外，鞭毛的长度与虫体长度相仿。
2. 传播媒介白蛉：解剖镜观察
虫体较小，灰黄色，体长 1.5～4.0mm，全身密被细毛，头部球形。胸背隆起呈驼背状,翅狭长呈纺锤状,上有许多长毛,无鳞片。

【实验报告】

绘制杜氏利什曼原虫无鞭毛体。

【思考题】

1. 如何防治内脏利什曼病?
2. 黑热病的主要临床表现是什么?区别内脏利什曼病、皮肤型黑热病及淋巴结型黑热病。

(木 兰)

实验六 隐孢子虫

隐孢子虫（*Cryptospridium*）是一种重要的引起人和动物腹泻的机会性致病原虫。隐孢子虫生活史简单,无需宿主转换,卵囊随宿主粪便排出体外,极具感染性。

【实验目的】

掌握隐孢子虫卵囊的形态特征。

【实验内容】

自学标本

隐孢子虫卵囊抗酸染色玻片标本：油镜下观察。

在改良抗酸法染色标本中,背景呈蓝绿色,卵囊玫瑰红色,呈圆形或椭圆形,直径 4~6μm,成熟卵囊内含 4 个裸露的子孢子和残留体。子孢子呈月牙形,排列多不规则,残留体为蓝黑色颗粒状,大小不等（图 2-63,图 2-64）。

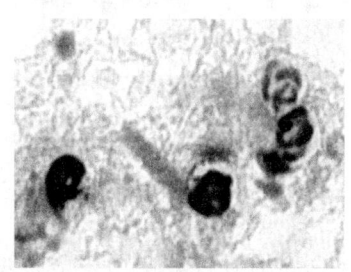

图 2-63 隐孢子虫卵囊（油镜）

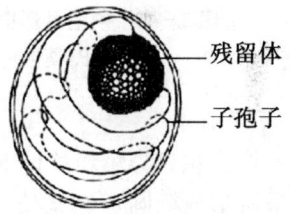

图 2-64 隐孢子虫卵囊

【实验报告】

绘制隐孢子虫卵囊形态图。

【思考题】

1. 简述隐孢子虫的生活史。
2. 隐孢子虫病的临床症状是什么?

(木 兰)

实验七　刚地弓形虫

刚地弓形虫（*Toxoplasma gondii*）是一种机会性致病寄生虫，人和动物感染较为普遍，人体感染后，多数呈无症状隐性感染状态，但免疫功能缺陷或受抑制时，可引起弓形虫病。先天性弓形虫病影响胎儿发育。

【实验目的】
1. 掌握刚地弓形虫滋养体形态特征和检查方法；
2. 熟悉包囊的形态特征。

【实验内容】
（一）自学标本
刚地弓形虫滋养体染色玻片标本：油镜下观察。
虫体呈香蕉形或新月形，一端较尖，一端钝圆；一边扁平，另一边较弯。大小（4～7）μm×（2～4）μm。姬氏或瑞氏染色，胞质呈蓝色，胞核呈紫红色，位于虫体中央（图2-65，图2-66）。

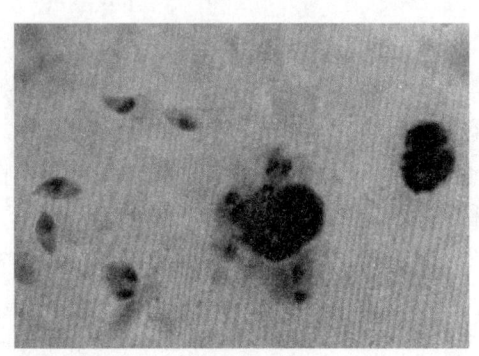

图2-65　刚地弓形虫（油镜）
（姬氏染色）

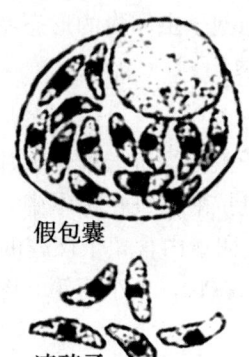

图2-66　刚地弓形虫

（二）示教标本
刚地弓形虫包囊染色玻片标本：油镜下观察。
包囊呈圆形或椭圆形，直径5～100μm，具有一层富有弹性的坚韧囊壁，囊壁不着色，内含数个或数千个缓殖子，其形态和速殖子相似，但个体较小，核稍偏后。

【实验报告】
绘制弓形虫滋养体形态图。

【思考题】
1. 弓形虫的生活史有几个不同形态时期？其中哪几个时期和弓形虫致病和传播有关。
2. 弓形虫可通过什么途径感染人体？
3. 先天性弓形虫病对胎儿有何影响？

（木　兰）

实验八　肺孢子菌

肺孢子菌（*Pneumocystis carinii*）在分类上已归属真菌类，在一些寄生虫学教材中已删除，但尚未纳入微生物学教材中，在此仍保留其实验内容。本书以寄生在鼠体内的卡氏肺孢子菌作为实验标本观察其形态结构。

肺孢子虫现称肺孢子菌，广泛存在于人和其他哺乳动物的肺组织内，可引起人体的肺孢子菌肺炎，肺孢子菌是一种严重威胁人类健康的机会性致病病原体。

【实验目的】

掌握肺孢子菌包囊的形态特征。

【实验内容】

自学标本

肺孢子菌包囊染色玻片标本：油镜或电镜下观察。

包囊圆形或椭圆形，直径 4~6μm。囊壁较厚，对姬氏染液不着色而透明，似晕圈状或环状。成熟包囊内含 8 个香蕉形的囊内小体（亦称子孢子），其内各有 1 个小核。囊内小体的胞质为浅蓝色，核为紫红色（图 2-67，图 2-68）。

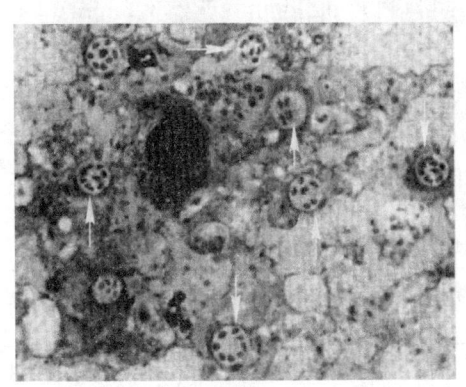 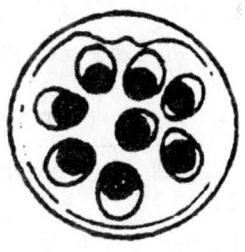

图 2-67　肺孢子菌包囊（油镜）　　　　图 2-68　肺孢子菌包囊
　　　　　（姬氏染色）

【实验报告】

绘制肺孢子菌包囊形态图。

【思考题】

1. 肺孢子菌病的诊断依据是什么？
2. 简述肺孢子菌病的临床表现？

（木　兰）

实验九　疟　原　虫

疟原虫（*Plasmodium*）寄生于人体红细胞引起疟疾。疟疾是一种严重的寄生虫病，按蚊为传播媒介。寄生人体的疟原虫有4种，即间日疟原虫、恶性疟原虫、三日疟原虫和卵形疟原虫（图2-69）。分别引起间日疟、恶性疟、三日疟和卵形疟（表2-6）。4种疟原虫生活史基本相同，需人和按蚊两个宿主。

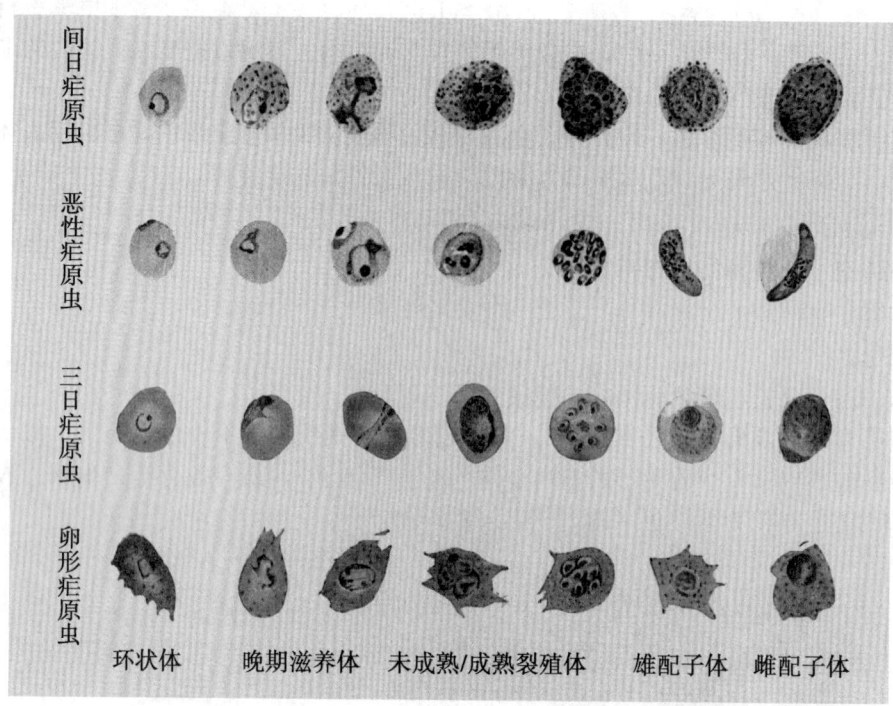

图2-69 四种疟原虫红细胞内形态（薄血膜姬氏染色）

表2-6 4种疟原虫红细胞内期形态比较

	被寄生红细胞变化	环状体	滋养体	成熟裂殖体	雌配子体	雄配子体
间日疟原虫	胀大，色淡，有薛氏小点	环状，较大，一个红细胞内常有一个环状体	形态不规则，胞质内有空泡	较大，含12～24个裂殖子	圆形，较大，核致密位于一端	圆形，较大，核疏松位于中央
恶性疟原虫	不胀大，偶见茂氏小点	环状，较小，一个环上常有两个核点，一个红细胞内可有2～3个环状体	卵圆形，胞质较致密，无空泡	较小，含8～36个裂殖子	新月形，两端较尖。核致密，在胞质中央	腊肠形，两端钝圆。核疏松位于胞质中央
三日疟原虫	不胀大，偶见少量齐氏小点	环较粗壮，红细胞很少有两个原虫	胞质较致密，无空泡，呈带状或卵圆形	较小，含12个裂殖子	圆形或卵圆形，核一个，较小，致密，偏于一侧	较小，圆形或卵圆形。核一个，较大，疏松位于胞质中央
卵形疟原虫	略胀大，色淡，有薛氏小点	同三日疟	虫体不规则，或卵圆形，空泡不显著	虫体小于正常红细胞，含4～12个裂殖子	虫体小于正常红细胞，疟色素分布似间日疟	同三日疟，疟色素分布似间日疟

疟原虫病原检查

血膜染色镜检法是目前疟原虫检查最常用的方法。检查疟原虫的血涂片有薄、厚血膜两种。染色法有瑞氏染液染色法和姬氏染液染色法。用油镜检查。血膜制作、染色及镜检方法见寄生虫病原学检查技术部分。

一、间日疟原虫

疟原虫寄生于人体红细胞引起疟疾。疟疾是一种严重的寄生虫病，按蚊为传播媒介。寄生人体的疟原虫有4种，以间日疟原虫（*Plasmodium vivax*）引起的间日疟多见多发。

【实验目的】

1. 掌握间日疟原虫红内期各阶段及配子体形态特征；
2. 熟悉厚、薄血膜的制作、染色与检查技术。

【实验内容】

（一）自学标本

间日疟红内期各阶段及配子体（薄血膜染色标本）：油镜下观察（图2-70）。

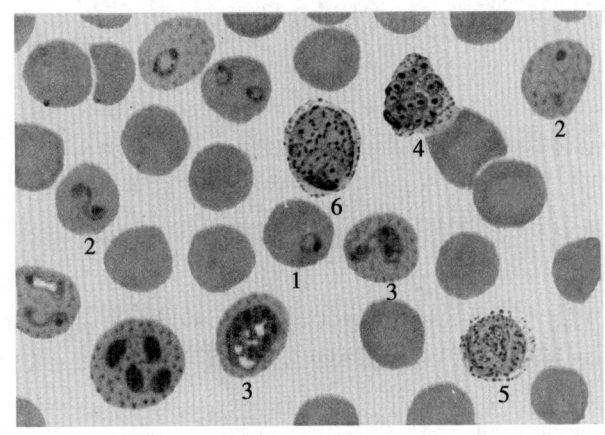

图2-70 红细胞内间日疟原虫（油镜）

1. 环状体：胞质淡蓝色，环较大，核一个，偶有两个，红细胞内常寄生一个原虫。
2. 大滋养体：核一个，胞质增多，有伪足伸出，形状不规则，空泡明显；疟色素棕黄色，细小杆状，分散在胞质内。
3. 未成熟裂殖体：核开始分裂成多个，胞质渐呈圆形，空泡消失，疟色素开始集中。
4. 成熟裂殖体：虫体充满红细胞，裂殖子12～24个，常为16个，排列不规则；疟色素集中成堆。
5. 雌配子体：虫体圆形或卵圆形，占满胀大的红细胞，胞质蓝色，核小致密，深红色，偏向一侧，疟色素较多而分散。
6. 雄配子体：虫体圆形，胞质蓝而略带红色，核大，疏松，淡红色，位于中央，疟色素较多而分散。

（二）示教标本

1. 间日疟原虫子孢子（玻片标本）：显微镜观察。
   子孢子呈梭形，细胞核在中央。
2. 间日疟原虫虫卵（玻片标本）：显微镜观察。
   卵囊圆球形，期内为正在分裂的虫体，成熟卵囊中可见许多梭形子孢子。

3. 中华按蚊、嗜人按蚊、微小按蚊、大劣按蚊。

【实验报告】

用彩笔绘制间日疟原虫红细胞内期各期形态。

【思考题】

1. 疟疾发作的原因是什么？典型的疟疾发作表现为周期性的三个连续阶段是什么？
2. 疟疾的诊断依据是什么？

（木 兰）

二、恶性疟原虫

恶性疟原虫引起的疟疾多为凶险型，如脑型疟，表现为持续高热，抽搐、昏迷、重症贫血、肾衰竭等，来势凶猛，症状和体征常缺乏特征，死亡率高。

【实验目的】

掌握恶性疟原虫红细胞内期形态：环状体、配子体。

【实验内容】

自学标本

1. 恶性疟原虫环状体（薄血膜涂片，姬氏染色）：显微镜观察（图2-71）。

环纤细，约为被寄生红细胞直径的1/5，被寄生的红细胞外观正常；核1个，有时有2个核；红细胞内可含有2个以上的环状滋养体；多位于红细胞边缘，有时可沿红细胞边缘伸展呈飞鸟状、问号状、惊叹号状。

2. 恶性疟原虫配子体（薄血膜涂片，姬氏染色）：显微镜观察（图2-72）。

雌配子体呈新月形，两端较尖，细胞质蓝色，核致密，深红色，位于虫体中央。疟色素黑褐色分布于核周。

雄配子体腊肠形，两端钝圆，细胞质色蓝而略带红，核疏松，淡红色，位于中央。疟色素黄棕色，小杆状，分布在核周围。

被寄生的红细胞正常或略小，可有数粒粗大紫红色的茂氏点。

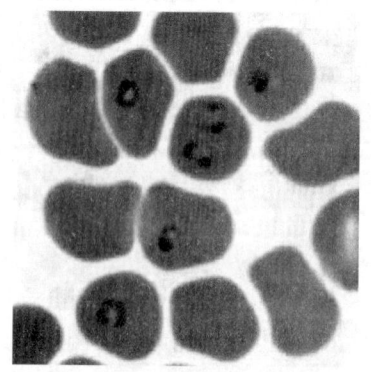

图2-71 恶性疟原虫环状体
（油镜）

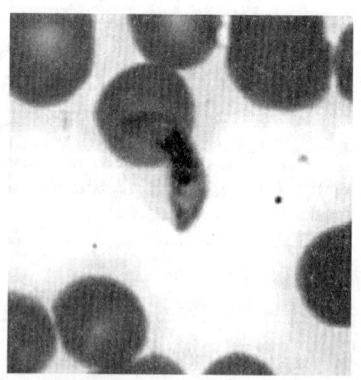

图2-72 恶性疟原虫配子体
（油镜）

【实验报告】

绘制恶性疟原虫配子体形态图。

【思考题】

外周血不易见到恶性疟原虫红内期哪几个发育阶段？

（宋宝辉）

三、三日疟原虫

三日疟原虫引起的疟疾隔 2 天发作一次，长期未愈者易出现疟性肾病。主要表现为全身性水肿、腹水、蛋白尿，可导致肾衰竭。三日疟在我国少见。

【实验目的】

掌握三日疟原虫的红内期滋养体、裂殖体、配子体形态。

【实验内容】

（一）自学标本

三日疟原虫晚期滋养体（薄血膜涂片，姬氏染色）：显微镜观察（图 2-73，图 2-74）。虫体圆形呈带状，核 1 个，疟色素棕黑色，颗粒状，常分布于虫体的边缘。

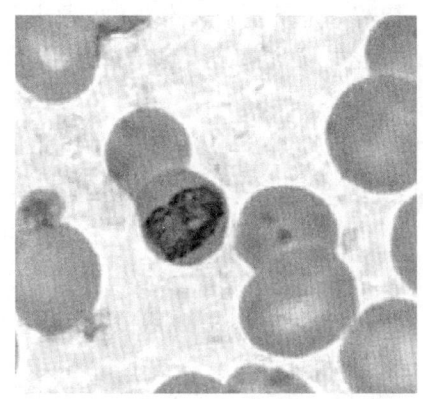
图 2-73　三日疟原虫带状滋养体（油镜）

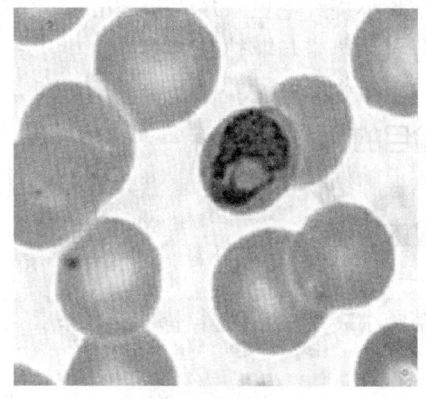
图 2-74　三日疟原虫圆形滋养体（油镜）

（二）示教标本

1. 三日疟原虫裂殖体（薄血膜涂片，姬氏染色）：显微镜观察（图 2-75）。

内含 6~12 个裂殖子，通常 8 个，呈单瓣菊花状排列，疟色素聚集于中央。虫体占满整个红细胞。红细胞不胀大。

2. 三日疟原虫配子体（薄血膜涂片，姬氏染色）：显微镜观察（图 2-76）。

注意与间日疟原虫配子体形态相似，唯被寄生的红细胞不表现胀大，偶见少量淡紫色、微细的齐氏小点。

【实验报告】

绘制三日疟原虫配子体形态图。

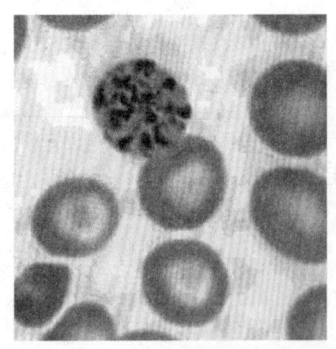
图 2-75 三日疟原虫裂殖体（油镜）

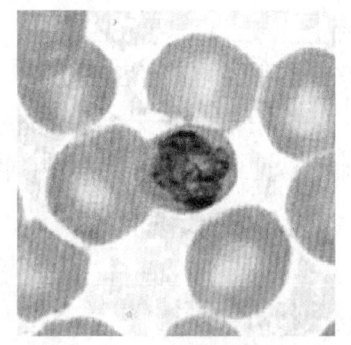
图 2-76 三日疟原虫配子体（油镜）

【思考题】

试比较三日疟原虫与间日疟原虫红内期形态区别。

（宋宝辉）

实验十　结肠小袋纤毛虫

结肠小袋纤毛虫（*Balantidium coli* Malmsten，1857）是寄生于人体最大的原虫。呈世界性分布，热带与亚热带较多。寄生于人体结肠内，可侵犯肠壁组织，引起结肠小袋纤毛虫痢疾。生活史中有滋养体和包囊两个时期。

【实验目的】

掌握肺结肠小袋纤毛虫滋养体和包囊的形态特征。

【实验内容】

（一）自学标本

结肠小袋纤毛虫滋养体（铁苏木素染色标本）：显微镜观察（图 2-77）。

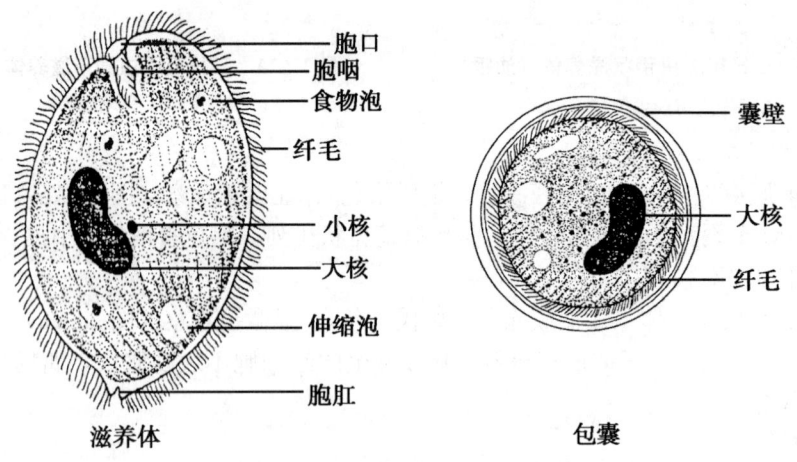

图 2-77 结肠小袋纤毛虫

椭圆形，无色透明或淡灰略带绿色，染色后呈蓝黑色，大小平均（30～150）μm×

(20～120) μm。全身披有纤毛（标本制作过程中多被损坏而不易见到），其前端有胞口、胞咽，后端有胞肛。细胞质内含一肾形大核，大核凹侧有一圆形小核。细胞质内还有多个食物泡和两个排列前后的伸缩泡。

（二）示教标本

结肠小袋纤毛虫（包囊铁苏木素染色标本）：显微镜观察（图2-77）。

圆形或椭圆形，直径40～60 μm。囊壁厚而透明，淡黄或淡绿色，染色后蓝黑色，染色后可见明显的肾形细胞核。

【实验报告】

绘制结肠小袋纤毛虫滋养体和包囊形态图。

【思考题】

试述结肠小袋纤毛虫滋养体的基本形态结构。

（宋宝辉）

第十七章 医学昆虫

医学节肢动物可通过刺螫、吸血、寄生、骚扰等方式对人体造成直接危害，更重要的是可作为传播媒介，传播多种疾病。医学上重要的节肢动物有蚊、蝇、白蛉、蚤、虱、蜱、螨等，隶属于昆虫纲双翅目、蚤目、虱目、蜚蠊目、鞘翅目、半翅目及蛛形纲蜱螨亚纲寄螨目、真螨目等。

实验一 蚊

蚊是重要的医学昆虫，属双翅目蚊科，可传播多种疾病，如疟疾、丝虫病、乙型脑炎、登革热等。蚊虫的生活史包括卵、幼虫、蛹、成虫四期。前三期生活在水中，只雌蚊叮吸人血传播病原体。蚊虫种类很多，与传播疾病有关的常见蚊种，大多属于按蚊、库蚊、伊蚊三属。这三属蚊类在形态、生态及与疾病的关系上，都有所不同。

【实验目的】
1. 掌握成蚊的基本形态；
2. 熟悉蚊生活史各期及刺吸式口器的构造；
3. 了解三种蚊成虫、幼虫、卵的形态特征，并能鉴别。

【实验内容】
（一）自学标本
1. 三属蚊生活史各期（图2-78）：
（1）成蚊：
按蚊：体中型或大型，灰褐色，翅上有黑白鳞片集散形成的黑白斑点，足有无白环不定，雌蚊和雄蚊下颚须均与喙等长，停息时体与喙成一直线，和停落面成锐角。
库蚊：体中型，淡褐色，翅多无黑白斑，足多无白环，雌蚊下颚须比喙短，雄蚊下颚须比喙长，停息时体与喙有角度，和停落面平行。
伊蚊：体形小，黑色，翅无黑白斑，足上有白环，雌蚊下颚须长短同库蚊比喙短，雄蚊下颚须与喙等长，停息时同库蚊。
（2）卵：
按蚊卵为舟形，卵两侧为浮囊，单个或呈六角形花纹浮于水面。
库蚊卵为圆锥形，无浮囊，由几十个或几百个相互粘连成卵筏而浮出水面。
伊蚊卵为橄榄形，黑色，无浮囊，分散。沉于水底。
（3）幼虫：
库蚊、伊蚊幼虫尾端有一呼吸管，静止时头向下垂，与水面成锐角；按蚊幼虫尾端无呼吸管，只有呼吸孔1对，静止时与水面平行。
（4）蛹：
形似逗点，体分为头胸部和腹部，在头胸部背面有1对呼吸管，使头胸部平浮于水面。

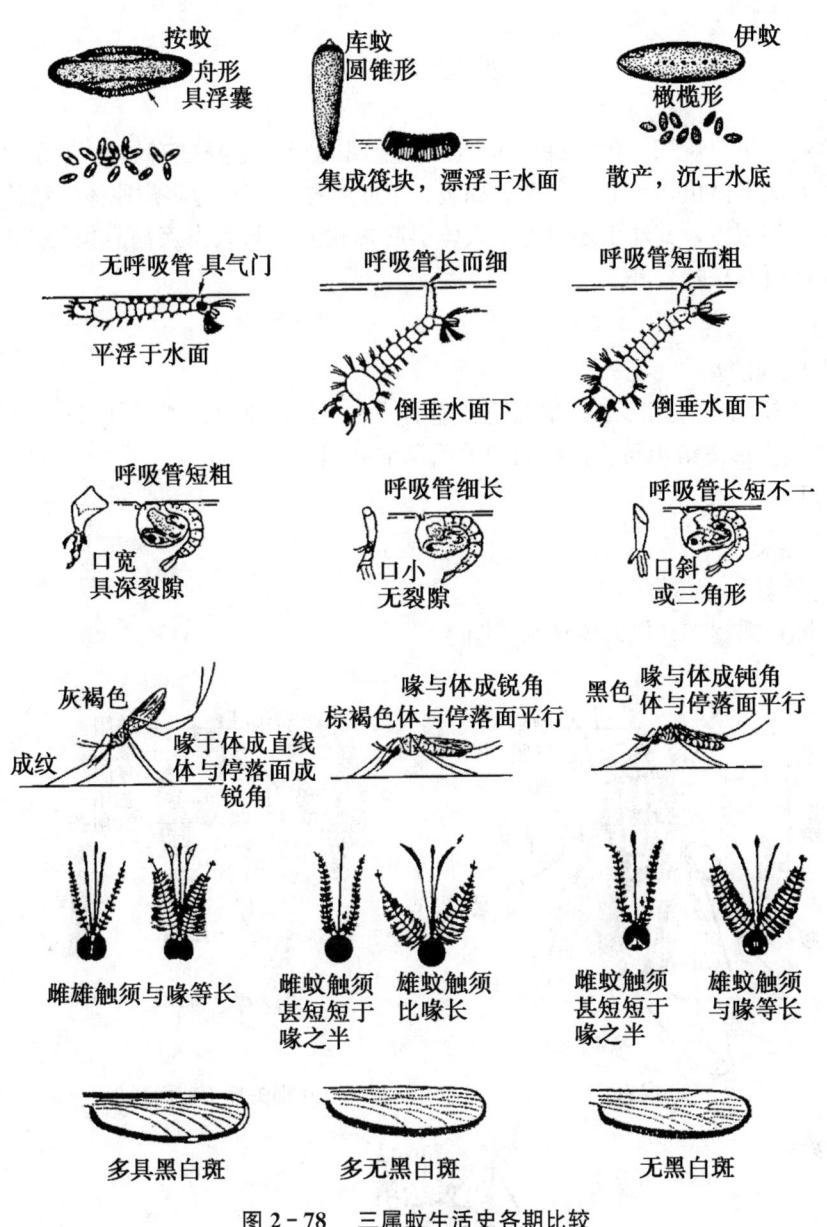

图 2-78 三属蚊生活史各期比较

2. 雌蚊口器（玻片标本）：

雌蚊的口器是典型的刺吸式口器，下唇延伸，内藏 6 根细针。

（二）示教标本

成蚊形态（针插标本）：

分头、胸、腹三部分。头部：有触角 1 对、复眼 1 对、口器 1 个。胸部：中胸发达，有翅一对，后翅退化为平衡棒，有足三对。腹部：共 11 节，末 3 节特化为外生殖器。

【思考题】

1. 成蚊有哪些形态特征？
2. 列表比较三属蚊成虫、幼虫及卵在形态上的主要区别。

（宋宝辉）

实验二　蝇

蝇呈暗灰、黑、黄褐等色,许多种类带有金属光泽,全身被有鬃毛。属双翅目环裂亚目,是重要的医学昆虫,可通过停落、舔吸、呕吐及排粪等行为将病原体广泛传播或作为某些寄生虫的中间宿主,其幼虫还可寄生人体引起蝇蛆病。与人类疾病有关的蝇种多属蝇科、丽蝇科、麻蝇科和狂蝇科等。

【实验目的】

1. 掌握成蝇的基本形态;
2. 熟悉蝇生活史各期形态,掌握幼虫鉴别特点,认识常见蝇蛆后气门;
3. 了解蝇类形态结构与传播疾病的关系及常见蝇种。

【实验内容】

(一) 自学标本

1. 成蝇形态:

(1) 成蝇针插标本:放大镜观察 (图 2-79)

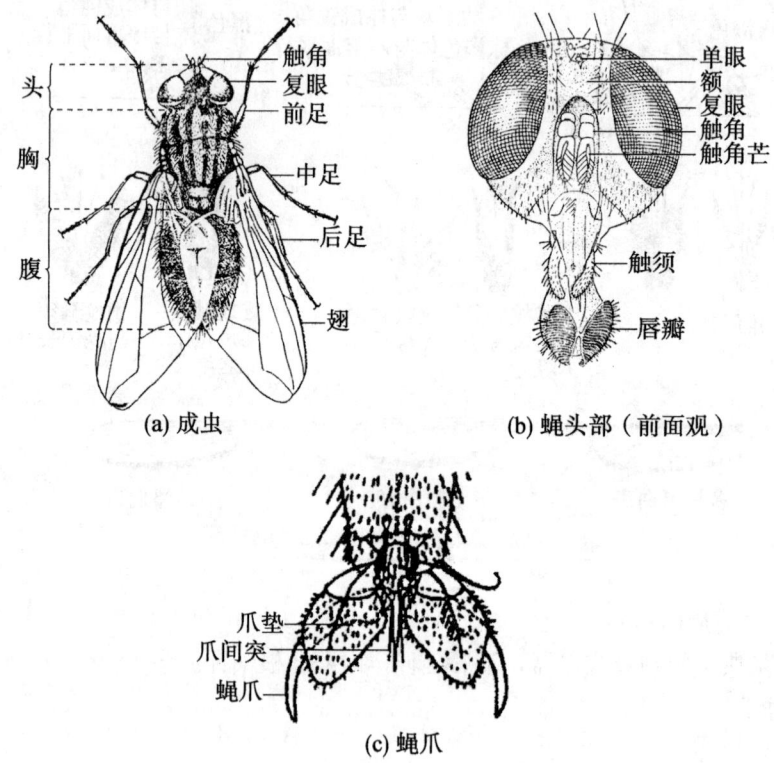

图 2-79　成蝇、蝇头部、蝇爪

全身密生鬃毛,体分头、胸、腹三部分。

头部:有复眼一对,很大,除麻蝇外,两复眼之距离可鉴别雌雄,雌者距离宽,雄者相距近,其他结构如单眼、触角、口器等,观察头部的玻片标本。

胸部:腹侧生足三对。中胸发达,生翅一对。背部还有黑色纵纹 3~4 条。

腹部：钝圆，分10节，外观上仅见5节，其余各节转化为外生殖器，不用时缩在腹内。

（2）蝇头玻片标本：将体切下，正面封片，用低倍镜着重观察口器。

口器舔吸式，由基喙、中喙和唇瓣组成。基喙末端有下颚鬚一对。唇瓣很发达，分二叶，由对称排列之凹沟（象气管似的结构）组成。

（3）蝇足玻片标本：低倍镜观察。

注意足上满布鬃毛，跗节末端有爪垫一对，爪垫上密布细毛。

2. 蛹：蛹呈椭圆形，多半为棕黄色，不食不动（图2-80）。

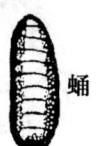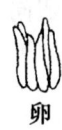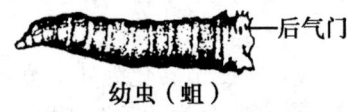

图2-80 蝇生活史各期形态

3. 幼虫（蛆）玻片标本：前端尖，后端钝，无眼无足。后气门1对，为种类鉴别的重要依据。后气门由气门环和气门板为构架，气门板上有三个气门裂（呼吸缝）。气门板的内方或中央有一小孔状的气门钮，气门裂的形状、气门裂的位置、气门环完整与否随蝇种而不同。

4. 卵：卵为白色，香蕉形。

（二）示教标本

常见蝇种（针插标本）

1. 舍蝇：体中型，长6～7mm，灰褐色，胸背有4条黑色等宽条纹。第四纵脉向上弯曲，其末端与第三纵脉相接，腹部正中有黑色纵纹。

2. 麻蝇：体为中型或大型，暗灰色，胸背有3条黑色等宽条纹，腹背具银色的棋盘状斑点。

3. 大头金蝇：体较大，呈光亮的金属样青绿色，复眼鲜红，胸背多细毛。

4. 丽蝇：体型大，胸部灰黑色，具粗长的鬃毛，腹背呈青蓝色光泽。

5. 绿蝇：体中型，呈绿色金属光泽，胸背鬃毛粗大。

【思考题】

蝇类哪些形态与机械性传播有关？

（宋宝辉）

实验三 白 蛉

白蛉是一类体形小而多毛的吸血昆虫，黄棕色、背部隆起呈驼背状，周身披毛，停息时两翅向上竖立，足细长，跳跃式飞行。白蛉种类很多，能传播黑热病者主要是中华白蛉。分布长江以北各地。白蛉的生活史包括卵、幼虫、蛹、成虫四期。

【实验目的】

了解白蛉成虫的形态特征。

【实验内容】

（一）自学标本

整装玻片成蛉标本（图2-81）：

体较蚊小，灰黄色，用解剖镜观察：全身和翅上满布竖立长丛毛，分头、胸、腹三部分。

头部：复眼一对，触角一对，鞭状。口器粗短，为刺吸式。下端有髭一对。

胸部：腹侧生足三对。中胸具翅一对，停留时两翅向上方展举。

腹部：由10节组成，末二节转化为外生殖器。雄蛉外生殖器与雌蛉受精囊的形态为分类的重要依据。

（二）示教标本

干封成蛉标本：

注意其体形大小，色泽，翅上举之姿势，腹部背面毛丛是竖立还是平卧。

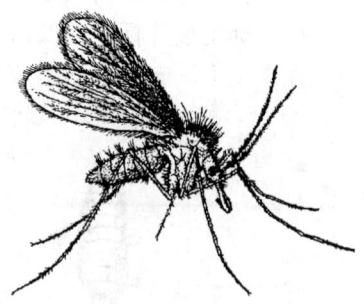

图2-81 白蛉

【思考题】

试述白蛉与蚊形态的区别。

（宋宝辉）

实验四 蚤

蚤（flea）属蚤目，为哺乳动物和鸟类的体外寄生虫，高度适应寄生生活。全世界已记录2000多种，我国已知有454种，隶属于8科72属。蚤在医学昆虫中十分重要，能传播鼠疫等多种疾病。

【实验目的】

1. 熟悉蚤一般形态特征；
2. 了解国内常见的蚤类。

【实验内容】

（一）自学标本

蚤（玻片标本）：用放大镜或低倍镜观察（图2-82）。

体小，左右侧扁，体表有许多向后生长的髭、刺和栉。头部侧面观略呈三角形，两侧有黑色单眼1对，有的已经退化。眼后方的触角窝内有触角1对，分节。颊部位于眼的下方，有的种类具有梳状的棘刺，称颊栉，颊栉的有无、排列、形态、数目，以及眼的有无和眼髭毛的位置，均是鉴别蚤种的重要特征。头的前下方是刺吸式口器。胸部

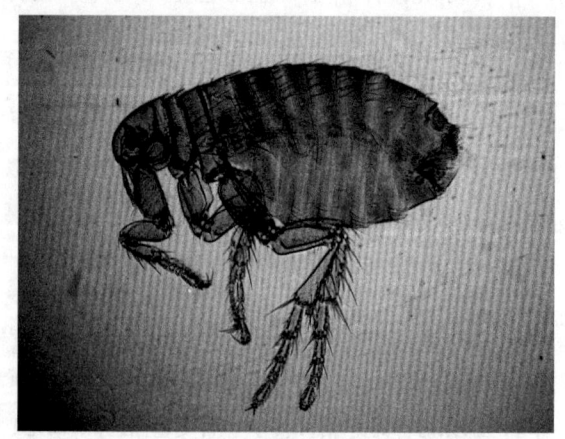

图2-82 人蚤（雌）Pulex irritans（♀）

分3节，无翅，各胸节有背板、腹板各1块及侧板2块组成，有的种类具有前胸栉。足3对，尤以基节最发达，适于跳跃。腹部共10节，各由背板及腹板组成，第8节背板有臀板（感觉板），雄性第8~9节、雌性7~9节变为外生殖器，第10节为肛节。雄外生殖器的构造及雌虫受精囊的形状，均为鉴别蚤种的重要特征。

（二）示教标本

蚤成虫（大体标本）：肉眼观察。

体呈黄褐色，分节，短小，两侧稍扁平，全身有许多向后生长的鬃和刺，有些蚤的颊部和前胸后缘有黑色坚硬粗壮的刺，称为颊节或前胸节。刺吸式口器，无翅，足三对，很发达。

【思考题】

1. 举例说明蚤可传播哪些疾病？如何传播？
2. 蚤的哪些生活习性与传病有关？

（陈 光）

实验五 虱 子

虱（louse）是多种疾病的传播媒介，流行性斑疹伤寒曾是虱传播的一种急性传染病。虱属蚤虱目，寄生人体的虱有两种：即人虱和耻阴虱。人虱有两个亚种：人头虱和人体虱。

【实验目的】

掌握头虱、体虱、耻阴虱的区别。

【实验内容】

（一）自学标本

1. 人虱（*Pediculus humanus*）成虫（固定标本）：肉眼观察（图2-83，图2-84）。

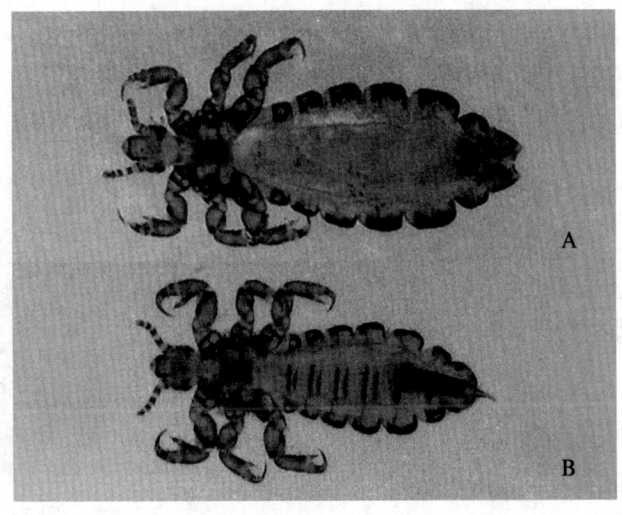

图2-83 人头虱（A 雌 B 雄）

灰白色或灰色，体背腹扁平，分头、胸、腹三部。头略作锥形，黑眼一对，刺吸式口器，足三对，短，跗节末端有一爪与胫节末端的胫突相对形成攫握器，紧握宿主的头发或衣服纤维。一般认为人虱又分为两个亚种：人头虱（*P. h. capitis*）和人体虱（*P. h. corporis*）。

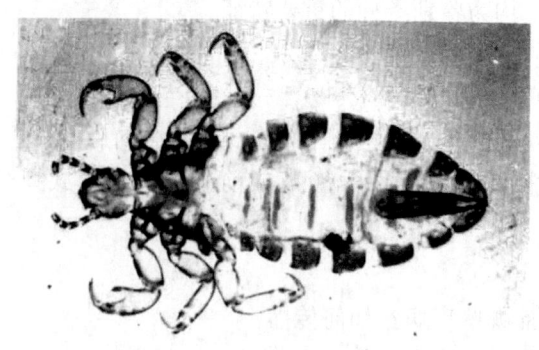

图 2-84　人体虱（雄）

2. 耻阴虱（*Pthirus pubis*）　长宽接近，但腹部宽度大于长度，形似蟹（图 2-85）。

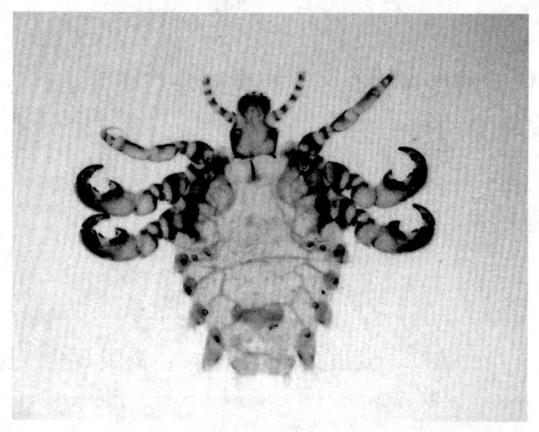

图 2-85　耻阴虱（雌）Pthirus pubis（♀）

（二）示教标本

虱卵　长圆形，黄白色，一端有卵盖（图 2-86）。

【思考题】

1. 虱的哪些形态结构及生活习性与传播疾病有关？
2. 虱主要传播哪些疾病？简述其传病机制。

（陈　光）

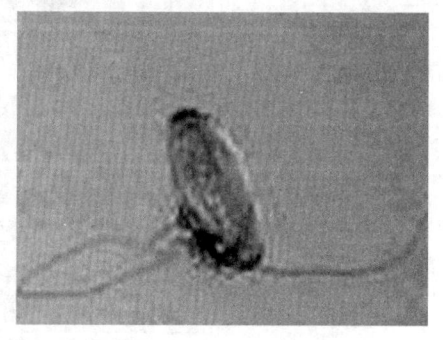

图 2-86　虱卵

实验六　蜚蠊（蟑螂）

蜚蠊（blattella）俗称蟑螂，属蜚蠊目，世界性分布。全世界约 4000 种，我国有 168 种。常见有德国小蠊、凹缘大蠊、美洲大蠊等。

【实验目的】

了解蜚一般形态特征及国内常见的蜚类。

【实验内容】

示教标本

1. 美洲大蠊（*Periplaneta americana*）成虫（图 2-87）

成虫虫体较大，椭圆形，背腹扁平，体呈红褐色，体表有油亮光泽。前胸背部有一黑褐色蝶状斑，斑的中线向后延伸成一"小尾"，中线前方有一"T"形黄色条纹，翅发达。

2. 德国小蠊（*Blattella germanica*）成虫（图 2-88）

体小，茶褐色，前胸背板有两条平行的黑色纵纹。

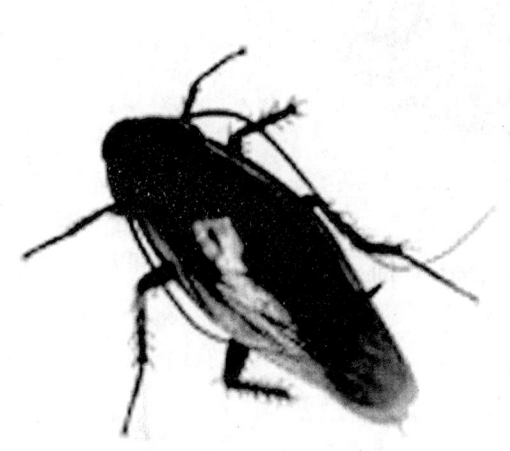

图 2-87　美洲大蠊

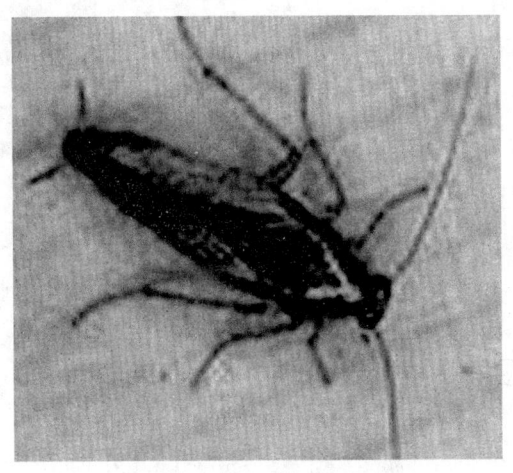

图 2-88　德国小蠊

3. 卵荚

暗褐色，形似红豆，鞘壳坚硬，外有纵纹，卵成对排列在鞘内。

【思考题】

指出蜚蠊可传播哪些疾病及传播方式？

（陈　光）

实验七　臭　虫

臭虫（bed bug）对人的危害主要是通过叮咬引起的直接危害，虽然在它的体内发现了多种病原体，但是这些病原体能否通过臭虫传播目前还没有得到证实。

臭虫俗称壁虱、木虱，属半翅目、臭虫科，有温带臭虫和热带臭虫两种，生活在人居室内。

【实验目的】

了解臭虫一般形态特征。

【实验内容】

示教标本

臭虫（玻片标本）：用放大镜或低倍镜观察（图2-89）。虫体背腹扁平，椭圆形，红褐色，全身有短小的毛，无翅。头部有突出的复眼及触角各1对，喙较粗短，为刺吸式口器。胸部分3节，足3对，在第3对足基节前方有臭腺孔1对，其孔为新月形。腹部10节，仅能看到8节，最后2节形成生殖器。雌虫末端较宽大，第5节右侧有1个三角形裂口，称柏氏器，为交尾器官。第9节生殖板中间有生殖孔，为排卵器官。雄虫末端较窄小，有镰刀形的交尾器，向左侧弯曲。

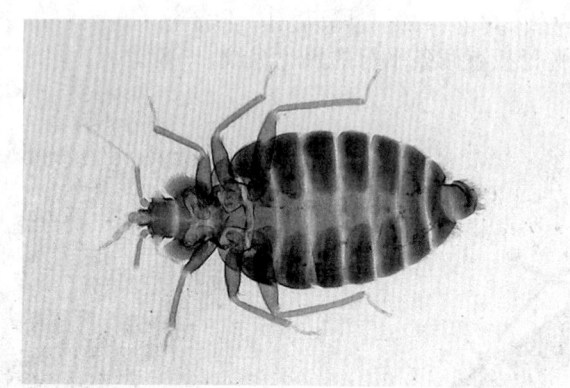

图2-89　温带臭虫（雄）Cimex lectularius（♂）

【思考题】

指出臭虫可传播哪些疾病及传播方式？

（陈　光）

实验八　蜱

蜱（tick）属于专性体表寄生虫，与医学有关的主要有硬蜱和软蜱两大类。

【实验目的】

了解臭虫一般形态特征。

【实验内容】

示教标本

1. 硬蜱（Hard tick）成虫（固定标本）：肉眼观察（图2-90，图2-91，图2-92）体稍大，分为躯体和假头（颚体），躯体背部有盾板，足4对。

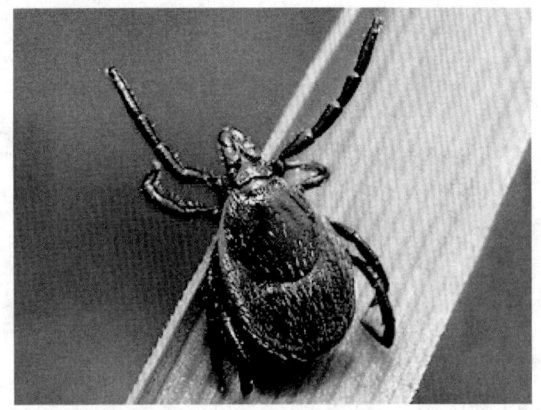

图 2-90 硬蜱（觅食）Ixodes ricinus（seeking host）

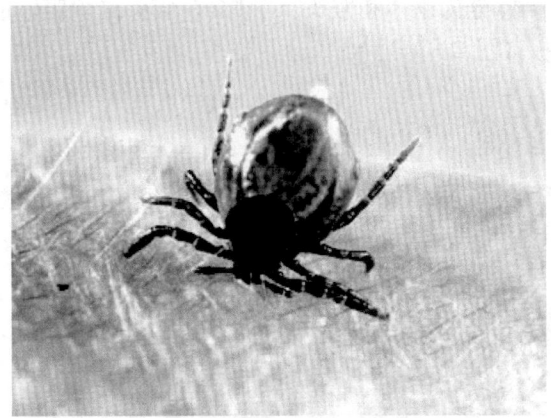

图 2-91 硬蜱（吸血）Ixodes ricinus（hemophagia）

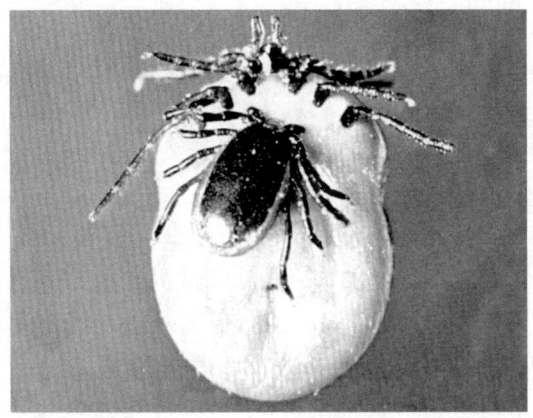

图 2-92 硬蜱（交配）Ixodes ricinus（mating）

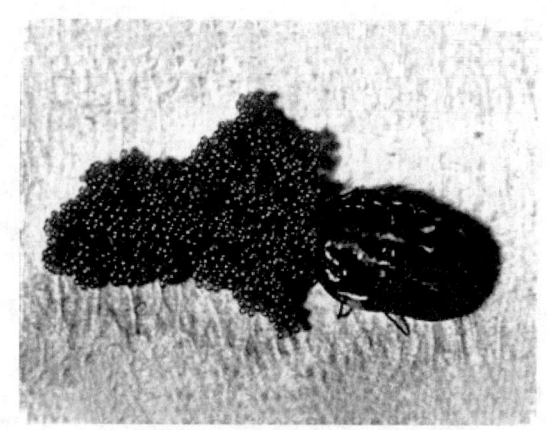

图 2-93 硬蜱（产卵）ovipositing

2. 软蜱（Soft tick） 体分为躯体和假头（颚体），假头位于躯体前端腹面，从背面看不见，足4对，躯体无盾板（图2-94）。

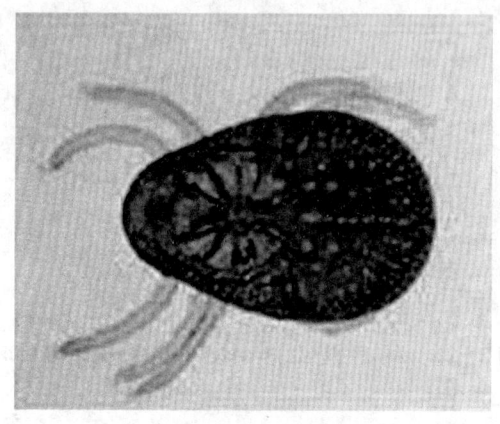

图 2-94 软蜱

【思考题】
1. 比较硬蜱与软蜱生活史及生活习性的异同？
2. 列表比较硬蜱与软蜱的主要形态区别。

实验九　螨

体形微小，寄居在人或动物体上，吸血液，能传染疾病。

【实验目的】
了解螨一般形态特征。

【实验内容】

（一）自学标本

1. 疥螨（*Sarcoptes*） 玻片标本：显微镜观察（图 2-95）。

虫体小，短椭圆形，背面有波状皱纹和长短不一的刚毛和刺，足 4 对，短，雌雄成螨前两对足末端均有长柄吸垫。

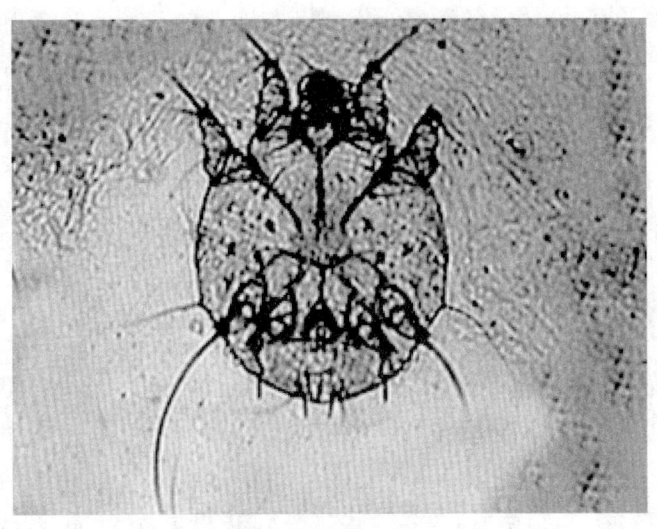

图 2-95 疥螨（雌）

2. 恙螨（Trombiculid mite） 幼虫（玻片标本）：显微镜观察（图 2-96）。

幼虫足 3 对，躯体背部有盾板，形状随虫种而异，盾板上有 2 根感毛及 4 根盾板毛，背毛有序排列，有分类学上的意义。

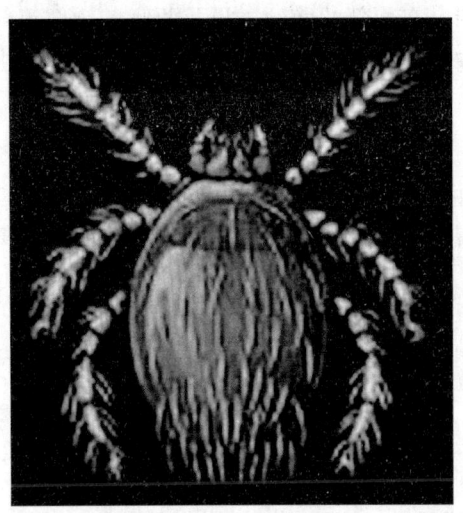

图 2-96 恙螨幼虫

(二) 示教标本

蠕形螨 (Demodex) 成虫 (玻片标本): 显微镜观察 (图 2-97)。

体长,呈蠕虫状,乳白色,躯体分足体和末体两部分,末体表有环状横纹。毛囊蠕形螨 (*Demodex folliculorum*) 较长,足体约占躯体的 1/3,足 4 对,末体占体长的 2/3。皮脂蠕形螨 (*D. brevis*) 略短,足体约占体长的 1/2。

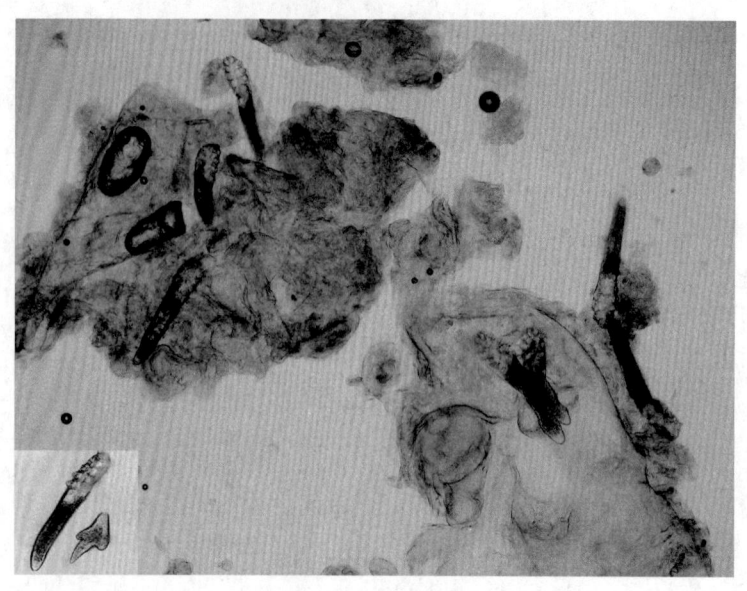

图 2-97 蠕形螨

(三) 技术操作

蠕形螨检查 (demodicid mite) 检查:

用取螨器或钢笔尖钝端,在面部的前额,鼻及两侧、颏部等部位刮取皮脂腺分泌物,将其置于载玻片上,滴加甘油透明,低格镜下查找。虫体细长呈蠕虫状,足 4 对,体长,具环状纹末端钝圆。

【思考题】

1. 简述恙螨生活史及生态特点。
2. 毛囊蠕形螨与皮脂蠕形螨的形态特征及生活习性有何主要不同?

(陈 光)

第十八章 常见人体寄生虫感染的实验诊断技术

病原检查

一、粪便检查

1. 直接涂片法
（1）生理盐水直接涂片法：用以检查蠕虫卵及原虫活滋养体。
（2）碘液染色法：用以检查原虫包囊。
2. 浓聚法
（1）沉淀法：自然沉淀法，离心沉淀法。
（2）浮聚法：饱和盐水漂浮法，硫酸锌离心浮聚法。
（3）染色法：用以检查某些原虫。
（4）培养法：毛蚴孵化法，钩蚴培养法。
3. 成虫及带绦虫节片检查法

二、肛周检查

用以检查蛲虫卵及带绦虫卵。
1. 透明胶纸法
2. 棉签拭子检查法

三、血液检查

1. 薄血膜、厚血膜涂片染色法：用以诊断疟疾及丝虫病。
2. 新鲜血片检查法：用以检查微丝蚴（需在晚上 9 时到次晨 2 时取血，立即观察）。

四、排泄物与分泌物的检查

包括痰、尿液、十二指肠液和胆囊液、阴道分泌物、鞘膜积液等。

五、其他

1. 骨髓穿刺
2. 肌肉活检
3. 皮肤检查
4. 直肠黏膜检查

免疫诊断技术

一、皮内试验（ID）

皮内试验是早期的免疫学诊断方法，其原理是利用宿主机体变态反应能够表现于局部皮肤的方法，是速发型超敏反应。当寄生虫抗原注入皮内与体内相应的抗体结合而作用于组织肥大细胞，产生脱颗粒现象释放出组织胺，引起血管通透性改变，造成局部皮肤发生丘疹和红晕。

皮内试验的敏感性高，但交叉反应较多，而且人体内的寄生虫杀灭后仍能维持多年阳性反应，因此皮内试验一般都用于初次检查，在流行病学调查中起到初筛作用，试验结果只能作为诊断参考。

二、间接血凝试验（IHA）

间接红细胞凝集试验是将可溶性的抗原（或抗体）吸附于一种与免疫无关的载体颗粒表面，然后再用这种带有抗原性的载体与相应的抗体起反应，在有电解质存在的条件下抗原与抗体就产生了凝集反应，这种凝集反应是抗原通过载体物（红细胞）的间接作用再与抗体起特异性反应。

三、免疫荧光法——间接荧光抗体试验（IFA）

IFA可用于检查未知的抗原或抗体，标记的荧光抗体可用于多种病的抗体检测，具有较高的敏感性。其原理是将已知的抗原与特异性的抗体（患者血清）结合，然后再进一步使标记荧光素的抗IgG（抗体）与特异性抗体相结合，当使用荧光显微镜的光源（紫外光或蓝紫光）激发抗IgG，使标记的荧光素发出荧光。如果抗原与非特异性抗体作用，再用抗IgG作用时就结合不上，因此不出现荧光。

四、酶联免疫吸附试验（ELISA）

ELISA是将免疫反应和酶的高效催化作用相结合，它具有荧光抗体和放射免疫试验的优点，但在方法和设备方面都要简化，是简便、敏感和特异的免疫学方法。其原理是将抗原吸附在固相载体上，加上被检血清与抗原作用，如果是相应的特异性结合，再加上经酶标记的抗IgG使与表面的抗体相结合，最后加入相应的底物，在酶的催化作用下，使相应的底物产生水解、氧化或还原而显示出颜色。

五、杂交瘤技术制备单克隆抗体

肠道寄生虫病检验技术

一、实验目的要求

1. 通过混合虫卵的观察，熟练掌握各种寄生虫卵的形态特征，达到正确识别、诊断的目的；

2. 能较熟练地运用肠道寄生虫虫卵、包囊的一般检查方法；
3. 发现自己所查材料中的寄生虫，制订出相应的治疗方案；
4. 初步了解并掌握寄生虫病常用免疫诊断技术。

二、实验项目

（一）教学录像

（二）技术操作

做粪便中寄生虫虫卵及包囊的检查，材料自备。

主要参考文献

1. 朱万孚. 医学微生物学实验指导. 北京：北京大学医学出版社. 2003.
2. 刘伯阳. 微生物学、寄生虫学实验教程. 北京：人民军医出版社. 2004.
3. 徐秀芬，赵曼瑞，胡军，等. 微生物学、免疫学与寄生虫学实验指导. 北京：人民军医出版社. 2005.
4. 陈喜硅. 人体寄生虫学实验教程及习题. 北京：科学出版社. 2005.
5. 刘伯阳，官杰，姚淑娟. 微生物学、寄生虫学及免疫学实验教程. 北京：北京大学医学出版社. 2006.
6. 殷国荣，叶彬. 医学寄生虫学实验指导. 北京：北京大学医学出版社. 2008.
7. 韩俭. 病原生物学实验指导. 北京：清华大学出版社，2012.
8. 黄敏. 医学微生物实验学北京：北京大学医学出版社. 2014.